2008 年度国家社会科学基金一般项目（项目编号：08BZX032）成果

中国传统医学理论体系的科学性研究

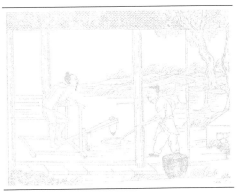

严金海／著

科学出版社

北京

内 容 简 介

本书围绕中医科学性问题，以科学的性质和特征为基础，介绍了医学的发展历史、中医在医学发展过程中的地位，阐述了中医和西医概念的含义与关系、中医理论的形式和思维方式，以及中医曾经尝试的两条现代化途径。通过分析青蒿素的发现过程与方法、中医医师实际行医所采取的理论与技术的状况，试图回答中医科学性问题。

本书适合医学哲学等相关专业的研究人员和高校师生阅读，也可供从事中医研究的工作者和对中医感兴趣的读者阅读。

图书在版编目（CIP）数据

中国传统医学理论体系的科学性研究/严金海著. —北京：科学出版社，2016.3

ISBN 978-7-03-047657-9

Ⅰ. ①中… Ⅱ. ①严… Ⅲ. ①中国医药学–理论研究 Ⅳ. ①R2-0

中国版本图书馆 CIP 数据核字（2016）第 049604 号

责任编辑：郭勇斌 邓新平 / 责任校对：贾娜娜
责任印制：张 伟 / 封面设计：黄华斌

科 学 出 版 社 出版
北京东黄城根北街 16 号
邮政编码：100717
http://www.sciencep.com
北京教图印刷有限公司印刷
科学出版社发行 各地新华书店经销
＊
2016 年 3 月第 一 版 开本：720×1000 1/16
2016 年 3 月第一次印刷 印张：13 1/4
字数：245 000
定价：85.00 元
（如有印装质量问题，我社负责调换）

序

1981 年，我考入湖北中医学院（现为湖北中医药大学），在中医系就读。读书期间，深感所学专业与自己从小接触的知识和技术体系有区别，与同时所学的西医知识和技术有显著差异。关于中医的基本印象是，中医属于古老的知识和技术。同时期我还接触到马克思主义哲学课程，在这一课程中，我接受了一个重要的思想，即人类实用知识和技术的发展，受唯物论思想的指导。唯物论思想又分为朴素唯物论、经验唯物论和辩证唯物论三个阶段。很明显，中医的哲学属于朴素唯物论。我于是想当然地认为，如果用辩证唯物主义指导中医的研究与发展，就能够推动中医改换其古老的形式，成为现代的医学科学与技术。

这是一个简单且显得浅显的思路，而且今天来看，或者根本就是一个伪问题。但如何发展中医，或者什么是中医的本质特征，却成为我内心挥之不去的情结。之后，我选择南下广州，报考了广州中医学院（现为广州中医药大学）自然辩证法专业的硕士研究生，跟随导师邓平修教授学习了三年。毕业后参军入伍，加入位于羊城的第一军医大学（现为南方医科大学），长期承担医学类硕士研究生的自然辩证法概论课程的教学，并从事相关的研究。

情结的特点是让人无法摆脱。虽然多年来个人的研究方向集中在科技奖励政策、伪科学现象等方面，但是在脑海深处始终有关于中医科学性的不绝思绪，发表了数篇相关的论文，于 2008 年承担国家社会科学基金一般项目"中国传统医学理论体系的科学性研究"课题，并最终形成本书。

中医科学性问题，是我国医学界，包括中医界和全社会不能回避的现实问题，由于课题宏大，且本人能力有限，相关的研究过程、具体论证和结论，难免有不当之处希望得到有针对性的批评指正。在完稿之余，本人可以欣慰地说，该研究完全出于关注这一问题，从问题出发，不涉及学术之外的利益。

严金海

2015 年 12 月 30 日于麒麟岗

目　　录

第一章　科学的性质与特征

在 20 世纪中国的语境中，"科学"一词是进步、正确、真理的同义语。人们有时会在非科学甚至是反科学的东西前面冠以科学一词，如科学算命、科学美学、科学人生观等，以提高言说内容的可靠性。另一常见的现象是将古代的某些知识体系及其方法，也纳入科学范畴。与此相关，中医的科学性问题，成为西医进入中国后，百余年不绝的话题。支持者坚持中医就是科学，反对者将中医归入非科学甚至是伪科学一类，论争之声延绵不绝。不过，要澄清中医科学性的问题，首先要澄清两个关键概念，即科学和中医。因此，澄清科学概念的含义、科学的性质和特征，是准确使用科学一词的理论前提。

第一节　"科学"是什么

科学一词的使用频率在 20 世纪急剧增加是不争的事实，而且人们关注科学的热情同样也呈急剧增长的态势。但认真分析后发现，在排除科学的名义被盗用的情况之后，科学一词在不同的语句环境中，其含义有所区别。

一、科学概念的起源与含义

科学一词起源于中国古汉语，原意为"科举之学"。如宋代陈亮在《送叔祖主筠州高要簿序》中说："自科学之兴，世之为士者往往困於一日之程文，甚至於老死而或不遇。"其中的"科"字，本意指衡量、分别谷子的等级品类，故本义指品类、等级；引申义则指分类、条理、项目之意。学则为知识、学问。但陈亮所用"科学"一词，指的是科举考试之学，即分类考试，选择提拔不同类型人才的人才选拔制度。

科学一词，英文为 science，源于拉丁文的 scio，后来又演变为 scientin，最后演变成 science，其本意是"知识""学问"[①]。日本著名科学启蒙大师福泽瑜吉

---

① 陈章国. "科学"一词的由来. 中国翻译，1991，(1)：44-45.

把"science"译为"科学"。虽然与汉语词汇完全相同，但与陈亮所言科学含义有所不同，对应于"science"译为"科学"，虽然仍然有分科、分类的含义，但其分别的对象，已经不是自我修养与社会管理之学，而是指将自然世界，包括人类社会，进行分门别类研究，进而得出系统的"知识""学问"。1893年，康有为引进并使用"科学"一词。严复在翻译《天演论》等科学著作时，也用"科学"。此后，"科学"便在中国广泛运用。

在西方，science的本来含义是系统知识，尤其是随着近现代自然和社会科学的发展，科学在19世纪已是一个非常庞大的知识体系，分类非常细，有众多的专业与门类。不过，因对象不同而形成的各类专业知识与知识体系之间，又有着深刻的内在一致性。一致性最突出的表现是：所描述的对象是自然存在的现象而非超自然世界；有共同基础知识起点，基础概念一致；其获得知识的基本方法与过程相同。

与中国古代的知识相比，之所以用新创的"科学"一词，不再用诸子百家之学，或者是"国学"等概念，是指其所代表的知识，在准确性、深刻性、系统性等方面有重大区别。从起源看，现代科学关注的某些问题，或者得出的某些结论，古人曾经关注或表述过，但却存在着显著的差异性。

二、科学概念外延的歧义性

在日常语言中，科学一词，最多的用法是指称某种知识体系。但知识体系的范围有宽有窄，科学指知识有以下四种由宽至窄的具体含义。

（一）科学是学问、知识的同义语

在"对象科学""元科学"等概念中，"科学"一词是学问、知识的同义语，有特定的表现形式与内容，与古希腊哲学一词的含义相同，涵盖几乎所有的理性知识体系。有人讲"哲学是一门科学""《易经》是科学"，都是在这一层意义上使用科学概念。这一概念以人类的认识能力为背景，以整个客观世界，包括人类自身的认识能力与结果为对象，将知识与无知、技术、神话和幻想、艺术、生产等人类活动及其活动结果区别开来。现在科学概念的这种使用法多见于指古代的人类认识成果，或者是区分现代以整体为研究对象的哲学与现代以部分为研究对象的科学。在本书中，这一层面的科学称为"科学1"。

（二）科学专指各种分门别类的知识体系

科学有时指将客观世界分为各个具体的门类进行研究得出的知识成果，是各种分类研究成果的总称，如形式科学、经验科学等概念中的"科学"一词。此时的科学概念与哲学概念相对。科学知识与哲学知识构成理性知识的全部，即"科学1"。分门别类的科学是"科学1"的一部分。在人类知识体系中，有一类知识是把世界作为一个整体进行研究，形成关于世界总的看法、观念、认识，这类知识现在称为哲学、元科学。与哲学相对应的则是把世界分为部分进行研究，形成各种分门别类的认识成果，如物理学、生物学、社会学、历史、法学、逻辑学、数学等专门学科。这类知识在古代的知识体系中占有一定的地位，但真正形成体系，是文艺复兴运动以后的事。古希腊时期，各种分类知识包含在总体的哲学知识之中，在文艺复兴运动的影响下，近代学者摆脱传统知识的局限，将进行总体研究的哲学和进行分类研究的科学区别开来，各种分类知识逐渐萌芽、成熟，形成今天的这种知识格局。各种分门别类的知识体系称为"科学2"。

（三）科学专指建立在经验基础上的分门别类的知识体系

在分类知识体系中，根据知识形成基础的区别，可将知识分为形式科学、经验科学两类。形式科学包括数学和逻辑学，经验科学包括自然科学、社会科学。形式科学建立的基础是直观的公设、公理，在其基础上进行逻辑推理，建立理论体系。形式科学的对错在于理论内部的逻辑自洽性，推动形式科学进步的动力是其公设、公理的变化或者是理论内部出现的逻辑矛盾。在人类得到的分门别类的知识体系中，有一类知识体系的建立必须有经验基础，又必须接受经验检验，故又称为经验科学。生物科学、考古科学、社会科学等概念中的"科学"一词就是指经验科学。经验科学描述人类的经验，追求把握经验事实背后的规律。创立经验科学必须有经验基础，其理论正确与否必须接受经验的检验，一旦发现其理论与经验不相符合，该理论就面临被抛弃的命运。如发现一只黑天鹅，就推翻了"凡天鹅都是白色的"这一命题。经验科学又称为"科学3"。

（四）科学专指经验科学中的自然科学

在经验科学中，根据经验的性质，又可以将其进一步分为自然科学和社会科学两类。社会科学所研究的是人类对人类社会的经验，具体包括历史学、人类学、经济学、政治学、伦理学、考古学、法学等学科。社会科学以人类社会生活经验为基础，提出关于人类生活的理论解释，并接受生活经验的检验。社会科学易受每个研究者内在的道德观念、价值体系、社会地位、文化传统等主观因素的影响。自然科学以自然界（包括人体结构与功能）为研究对象，根据人类关于自然的经验，提出各种关于自然现象的理论体系，并接受人类实践的检验。物理科学、生物科学等概念中的"科学"一词就是指自然科学。在人类知识体系中，自然科学的逻辑结构、研究方法发展最为完善，不仅彻底地改变了人类的自然生活方式，而且对其他知识发展的影响越来越大。自然科学称为"科学4"。

当科学被作为知识概念使用时，最常见的是指自然科学，即在"科学4"的意义上使用，与自然科学相对的经验科学用社会科学一词专指；与经验科学相对的分门别类的学问用形式科学一词专指；与分门别类学问相对的整体性学问用哲学一词专指。自然科学（科学4）是人类认识中最成熟最完美的学问，目前社会科学未能形成成熟的理论体系，如经济学、历史学等。人类学问中另一发展较完善的知识体系是形式科学，包括数学和逻辑学。

自然科学（科学4）是人类在认识自然活动的基础上产生的关于自然的知识体系，它是在人与自然界相互作用中，人脑对客观存在的一种反映形式，属于人类意识的一部分，或者说是人类大脑功能活动的产物之一，是一种追求对客观存在本质把握的功能活动及其结果。自然科学知识体系与人类常识有本质区别，自然科学形成相对完整的理论结构，常识则仅仅是经验而已。

从科学概念外延的四个层次出发，对科学进行界定的标准有区别。根据不同的界定标准，可将不同类型的知识划入或划出科学概念范畴，同样也可以将不同类型的知识划入或划出非科学概念范畴。因此在使用科学概念、提出科学检验标准时，必须清楚其外延的范围，否则就会犯逻辑错误。

三、科学概念内涵的层次性

在"学科学"和"科学知识"、"科学研究"和"科学家"、"很科学"和"不科学"等概念中，科学一词的词性分别属于名词、动词、形容词。三种不同的词性表明科学概念具有不同的内涵。

（一）科学指一种知识体系

"学科学"一词中的"科学"作为名词，是指人类认识自然和人类自身的成果，属于知识的范畴，表现为特定的形式和内容。如生物学、医学都有稳定的形式和内容，常讲的"按科学规律办事"是指人类的行为接受已有的科学成果的指导。"地球是圆形的""地球绕太阳转"等知识就属于科学知识。"上帝创造世界和人类"则属于有别于科学知识的宗教知识。

（二）科学指特定的认识过程与方法

科学作为动词，是指人类获得科学知识活动本身，即从关于客观世界的感觉经验上升到关于客观世界的理论体系的认识过程。"科学研究""科学界""科学家"等概念中的"科学"一词都指此种认识活动。作为认识活动的科学源于人的认识能力和客观世界本身有其特定的秩序，认识能力与客观世界相互作用产生认识成果，认识成果又反过来提高人类的认识能力，两方面具有互动的特点。

（三）科学指特定的精神态度

"很科学""不科学"，其中的"科学"一词作为形容词，是指一种人类特定的处事方式和态度，是人类的一种精神态度。科学家所取的处事方式和态度的基本点是把理性指向自然界，按照特定的研究方法、研究过程对待客观世界和人类的主观经验，创立了科学知识与理论，解释我们面对的客观世界、预见客观世界的变化发展、指导人的行为。理性是人类处理自己面临问题的一种基本态度之一，与非理性相对。非理性的处理方式是按照信仰、习俗、传统去处理面临的问题。理性则是根据事实、科学知识和逻辑去处理问题。

在科学的多重意义中，作为认识活动、处事方式和态度的科学对人类认识进步的促进意义更大。科学活动以追求理解未知世界的奥秘为己任，使人类理性涉及比感觉经验更广泛的范围和深度，因此需要研究者有强烈的探索欲望和创新精神。相反，作为认识成果的科学，只是相对真理，总是不断被研究活动产生的新知识所包含或取代。

第二节 科学知识的特点

"科学是一种知识"是几乎所有人都认同的一个命题。人类的知识有很多种，如宗教知识、神秘知识、生活知识、科学知识等。科学知识只是人类知识的一种，因其研究对象、研究过程、研究结果的特征可与人类其他知识区别开来。

作为人类认识客观世界活动的成果，科学知识具有以下的特点。

一、系统性

科学知识是系统的、组织起来的知识体系，它具有内在的逻辑结构，是以概念、判断和推理等思维形式概括有关事实及其关系而构成的概念系统。科学知识系统表现为用反映事物内在结构、过程和关系的概念体系一许多的经验现象。经验现象是人类在生活、观察和实验中所发现的事实现象，对人类而言具有表面性、主观性、多样性；科学知识体系则超越主观经验，是在事实基础上通过主体的创造性活动产生的抽象思维成果，表现为基本概念、规律和原理，具有较明显的创造性、内在性、预见性和一致性。科学知识的最基本特征就是认识事实现象背后的本质和内在联系，从而使许多的经验得到统一的理解和解释。

例如，在 ABO 血型系统被发现之前，人类不知道为什么输血有时成功，而有时失败；在不同医院、不同时间、不同国家、不同种族都是这样。成功与失败之间有必然性吗？如果有又是怎么样的呢？当 ABO 血型系统被发现之后，所有这些现象都得到统一的理解和解释，经验现象统一起来。AIDS 病毒被发现之前，其引发种种莫名其妙的疾病，人们无法用已有的理论进行解释，在 AIDS 病毒被发现后才得到理解和正确的解释。

科学知识的系统性可以表述为：解答某种现象是什么、为什么是这样、怎样变化发展等问题而形成的概念系统。

对科学认识系统性的理解要注意科学知识与"常识"和"信息"的区别。并非任何系统化组织起来的知识都是科学知识。如电报手册、百货商店的商品目录、饭店的菜单，都具有一定的系统组织性，可以有效地指导人们的生活，但它们都不是知识，而只是信息。单纯的经验、单纯的抽象思维活动结果也不是科学知识。水向低处流是人类的直观经验，中国古人用"水曰润下"解释水向低处流这一经验事实。这一解释只是把经验概括起来，而没有能指出水向低处流的根本原因。假设一位古人在一个与世隔绝的环境如桃花源中活到现在，而且很巧，上了宇宙飞船，登上环绕地球的卫星，在那儿他将发现水不流或向四面八方流，而这是"水曰润下"的经验概括所无法解释的。艾萨克·牛顿（Isaac Newton，1643～1727 年）的质量概念和万有引力定律则把水流动的经验上升为系统的理论，把许多由于引力引起的人类可以经验到的运动现象统一起来，形成系统性的科学知识。

二、层次性

系统性的科学认识可大致分为两个层次，即经验事实层次和理论解释层次。经验事实层次是指人感知到的各种事实、现象，而理论解释层次则是在经验基础上，主体提出的用于概括有关事物现象的、关于事物内在结构、过程和关系的概念、原理和定律。经验事实层次的内容多而杂；理论解释层次的内容则少而精，对众多的经验做出统一的解释，并有预测的功能。

人的各种光感是直接感知的现象。在光学知识不发达的时候，人们不知道为什么雨后会出现彩虹，而只会感到惊奇。炼钢工人通过观察炉火的颜色判断钢是否炼好，新入行者则不能凭经验行事。随着光学知识体系的建立，有关光的电磁波概念，使我们理解不同颜色的光只是不同频率的电磁波对眼睛的物理刺激转换为不同的生理信号传入大脑的结果。有关光的现象有了统一的、准确的认知。懂得这一知识的人类个体，根据这一原理，可以自己制造出彩虹，也制成炉温测量仪，以方便准确地控制炉温和钢的质量。

可见，人类有关光的经验和关于光是什么、为什么是这样的解释构成了科学知识体系。实际上，整个科学理论体系远比上述的例子复杂，它涉及一个最终解释问题。上述例子中，构成光的电磁波是什么？它如何产生呢？其运动变化规律又如何呢？这必须用量子理论解释。量子理论本身就涉及物质的微观结构和运动规律，光的理论解释涉及的概念、原理、定律已深入到原子、基本粒子的层次，这些概念所对应的内在结构、过程和关系已越来越远离人们的直观感受范围。不断地追根溯源直接推动科学知识的进步。追根溯源活动的结果使科学在最终阶段需要哲学解释。

在通常意义上科学知识的理论解释部分称为理论，不完善的理论称为假说。由于理论和假说所判定的东西，总是超出直接感知经验之外，因此，理论和假说的提出与完善离不开人的抽象思维能力。如在生物遗传学领域，孟德尔（Gregor

Johann Mendel，1822～1884 年）的工作意义重大。孟德尔在研究豌豆性状的遗传变异现象时，通过杂交和数学统计的方法，提出了被后人称为"性状分离定律"和"自由组合定律"的两个遗传规律。这个发现实际上隐含了遗传性状可能是由生物的某种内在因素所控制的假设；但当时科学发展的水平，限定了孟德尔及其同时代者提出基因概念，因而对遗传现象没有建立起统一的理论体系，孟德尔揭示的规律被认为是纯粹的数字游戏，纯粹是巧合。

孟德尔的工作只是开创了遗传学新的研究方向，其发现局限于经验事实层次，即遗传性状之间的经验关系：豌豆显性遗传性状与隐性遗传性状之比是 3∶1。其后，沃尔特·萨顿（Walter Stanborough Sutton，1877～1916 年）的工作清楚明晰地表明孟德尔定律中隐含的决定遗传性状的因子位于细胞核内的染色体上，染色体作为可观察到的内在结构使孟德尔的经验定律得到一个客观实在的结构解释。

由此可见，科学研究活动的重要方面，是通过技术手段把理论层次描述的概念、过程和关系直接或间接地呈现在人们的感觉器官之前，变成经验事实。

这一例子还表明，随着人类认识的进步，认识范围逐步扩大和加深，理论解释层次和经验事实层次之间存在着单向的转化，即理论所表达的东西不断被经验所证实或抛弃，被证实的那部分纳入经验事实范畴之中，其余则抛弃，同时又要建构关于该类事实的更深层次的理论与假说。

三、主观性与客观性的统一

由于理论总是超出直接或间接的感觉经验，通过抽象思维提出的有关事物内在结构、过程和关系的概念体系就是主观创造的结果，这是科学知识的主观性。理论向事实的转化则表明纯粹的主观抽象结果将随着科学认识的深入被抛弃。科学发展的历史表明，完全主观的猜测不能有效地认识世界。克罗狄斯·托勒密（Claudius Ptolemaeus，约 90～168 年）的天体运行理论体系不可谓不精致，其推论解释的准确性比初期的尼古拉·哥白尼（Mikolaj Kopernik，1473～1543 年）学说要完善、准确，但其理论不符合客观实际，最终被抛弃。可见科学原理、定律有其客观基础，是对客观存在的正确反映。这是科学的客观性。

作为知识体系的科学认识，其理论层次中非客观性的内容有什么作用呢？克里斯蒂安·惠更斯（Christiaan Huygens，1629～1695 年）的波动说、牛顿的粒子说是两种对立的关于光的理论，都能够解释有关光线的一些经验现象，也都不能解释另一些现象。波动说、粒子说都是纯粹的解释系统，而量子理论提出的波粒二象性学说才是真正的符合光的内在结构、过程和关系的理论。不同理论所发现、关注的事实现象不同，而事实现象的总和才是科学理论的前提。可见，非客观性的理论能局部、暂时解释经验现象，把经验组成体系，使人们获得统一性的理解，达到某种程度上的进步。由于纯粹主观的解释系统并没有真正解决问题，所以纯粹主观的解释系统只是暂时的理论（或称为假说）。科学发展中的此类现象表明，主观抽象思维创造的理论解释总是负荷某些事实现象。新提出的理论必须概括旧理论概括的事实负荷，并对其做出解释，不然就是一种损失、一种退步。

可见，理论层次面临着客观性检验的问题。由于理论的涵盖面大于经验事实，除理论内部的逻辑自洽性之外，理论还必须接受新经验的检验，当反例不出现时，可以承认，当反例出现时，则有必要对反例和理论本身进行考察。只有主观性和客观性相统一的理论才具有长期的生命力。

必须指出，主观性不可能轻易地、彻底地消除，越是在科学研究的前沿，主观性程度越高。

四、稳定性与发展性的统一

稳定性和发展性是科学知识的另一对特性。科学知识作为经过检验的系统的知识体系，在一定范围内表现出稳定性。牛顿力学体系在宏观世界是精确的，它的概念、定律、原理与经验现象是互足的。生物进化论通过遗传变异与环境选择这一对核心概念、适者生存的原理解释了地球生命的多样性、复杂性和由低级向高级发展的事实现象。自查尔斯·罗伯特·达尔文（Charles Robert Darwin，1809～1882 年）创立这一学说之后，其他科学家从化石、生化、分类等方面进一步完善了这一理论；另外，人们根据这一理论指导生物学研究，也用这种观点去看待世界的生物的进化，统一理解和解释一切生物进化现象，如细菌的耐药性现象。

一般看来，成熟的、主客观相符合的科学认识体系呈现稳定的形态，有较好的预测能力，并能指导人们的活动，有助于人类把握和控制客观世界。

科学知识总是在不断发展，而不是停留在同一水平上。原来的理论解释层次转化为经验事实层次之后，又有新的理论解释层次的提出、修改、完善与转化问题。进化是肯定的。可是关于进化的理论又有几种：环境和内在的，哪一种理论更准确呢？这是遗传学研究的问题，原来稳定的体系在新的层次上发展。阿尔伯特·爱因斯坦（Albert Einstein，1879～1955 年）创立的相对论打破了牛顿力学体系的绝对时空概念，牛顿力学体系的适用范围局限于宏观世界，相对论则适用于微观、宏观、宇观世界。理论发展的标志是核心概念的更换，不同概念及其体系代表着不同理论。

第三节　科学认识活动的过程与特征

科学知识总是不断发展，因此，比知识更重要的是获取知识的探索过程。科学研究活动是获取科学知识的过程。从科学的本质特征看，科学研究活动比科学知识更重要。特定的研究活动过程是创立知识体系的前提，也是检验知识体系真理性的必经步骤，还是推动科学知识进步与发展的环节。科学发展的历史表明，正是人类研究客观世界方法和过程的进步直接导致科学知识的进步。

一、科学认识活动的过程

科学认识过程是指人类在已有的经验、理论和知识基础上，运用感觉器官或者是仪器设备，探索未知世界的理性认识活动。科学研究过程一般包括以下几个步骤。

（一）提出科学问题

科学问题是人类关于自然现象的某种疑问，是对某一现象有所知，但又不全知的一种状态。亚历山大·弗莱明（Alexander Fleming，1881～1955 年），发现培养金黄色葡萄球菌的培养皿中长出了绿色细菌，而其周围的金黄色葡萄球菌停止生长。在此，弗莱明既知道一些东西，又不完全了解为什么这种现象会发生。在解答疑问的冲动推动下，弗莱明发现了青霉素。可见，科学问题是科学研究的起点，科学研究活动可理解为解疑活动。

一般来看，科学问题产生的根源有客观和主观两方面。所谓科学问题产生的客观方面，是指科学知识发展过程中暴露出的内在矛盾，包括科学理论与事实的矛盾、科学理论内部的矛盾和不同科学理论之间的矛盾等。如 1887 年迈克尔逊和莫雷的实验表明，无论观察者向哪个方向运动，所测得的光速不变。这个试验结果与传统物理学的"以太"理论不一致，从而引发对传统"以太"理论的疑问，并成为狭义相对论提出的事实基础。此类科学问题实际上是现有科学知识中存在的知识空隙和逻辑裂缝。它们客观地存在着，等待着人类去发现、研究、解答。

　　科学问题产生的主观方面是指问题客观地存在，但不会自动地出现在人的头脑中，问题需要人们去认识、去提出。对有些人而言，某些问题不被认为是问题，对另一部分人而言，则可能是大问题。在弗莱明发现金黄色葡萄球菌被青霉菌杀死之前，已有人多次看到类似现象，但被认为是实验中的意外，长出青霉菌的培养皿被清洗。弗莱明曾在战场当过军医，看到过许多因细菌感染而死的伤员，对细菌感染性疾病有深刻的印象，从而引发出寻找杀灭细菌手段的想法。因此，科学工作者如何发现和提出一个科学问题非常重要。对此爱因斯坦说过：“提出一个问题比解决一个问题更重要。”[①] 在科学探索过程中，科学问题无论可解决还是不可解决，无论是已解决还是未解决，都会引发新的科学问题。科学研究过程不会使人类的问题减少，而是导致提出更多的问题。

（二）提出科学假说

　　为了回答已经提出的科学问题，科学工作者通常都要提出假说。假说即对某种事实现象的假定性说明。科学家根据假说进行演绎推理，再通过观察与实验对推理结论进行检验，看它是否符合事实，从而对假说进行评价，决定是否接受这个假说。这个过程称为假说演绎法。

　　虽然科学假说是假定性的说明，但不意味着科学假说可以是毫无根据的、随意的猜测，科学假说总是根据一定的背景知识，经过一系列的思维步骤，对某一科学问题做出可检验和待检验的猜测性、尝试性的解答。可见假说有以下基本特征。

　　一是猜测性。假说的提出依靠想象和创造力，超出其所说明的经验现象的范围，其内容远大于所依据的资料。二是科学性。假说的建立，必须尽可能依赖已有的经验事实和可靠的科学理论，而不能离开人类已有的认识成果去另立山头。三是可检验性。科学假说有由其推导出来的明确的、可检验结论。如果一个假说没有可检验的结论，或者怎么都行，就应该被抛弃。四是试探性。科学假说只是尝试解答问题，不是最终的理论，因而可以修正、改变或放弃后另设假说。科学假说只是提出了可能的方向。五是逻辑性。无论是假说的提出，还是假说的推导，抑或是假说的检验，都必须遵守逻辑规则，假说内部在逻辑上应尽可能简单和自洽。

---

① 爱因斯坦，英费尔德. 物理学的进化. 周肇威译. 上海：上海科学技术出版社，1962：66.

（三）科学假说的检验

科学假说提出后必须接受实践的检验。科学假说检验一般可分为三步。

首先，由于假说超越已有的经验事实现象，因而可以从假说中演绎推出更多的可观察的事实现象。由阿尔弗雷德·洛塔尔·魏格纳（Alfred Lothar Wegener，1880～1930 年）提出的地壳构成板块飘移假说，可推出原来相连，但后来分开的不同大陆上相对应的板块应该有相同的化石、古地磁、地质结构等现象。由假说推出的现象可以通过感觉器官或科学仪器进行观察或实验验证。同理，由意念移物假说可推出拥有该特异功能的大师可仅凭意念作用移动物体，这种能力可以通过实验来检验来证伪。

其次，设计科学实验检验由假说推出的结论是否符合事实。如果与事实相符，该科学假说得到确证。如广义相对论预言光线在引力场中发生弯曲，1919 年，亚瑟·斯坦利·爱丁顿（Arthur Stanley Eddington，1882～1944 年）等人利用日全食的机会，观测到光线在太阳引力场中的弯曲现象，其数值与爱因斯坦的预言一致，从此确立了广义相对论的科学地位。如果不相符，该科学假说被证伪，则面临被修正或被抛弃的命运。爱丁顿等人的工作证伪了"凡光线都是走直线"的假说。为检验特异功能大师的意念移物能力，可设计独特的内含小物件的烧结的玻璃试管，让大师在不打开试管的前提下移出其中作了特殊记号的小物体。如成功则证明意念移物的假说正确，失败则相反。

最后，检验论证。在假说的检验中，并不能仅因为由假说推出的结论被实验证实而直接肯定科学假说的地位，还必须从逻辑上证明该现象与该假说之间有必然的联系。在特异功能用于疾病治疗时，某个声称具有特异功能的大师确实治好了某位被医院确诊的偏头痛病人。该"成功"治疗案例能否确证特异功能假说的存在呢？由于特异功能大师在发功治病的同时，还施予该病人以心理暗示，治疗效果可能与心理暗示相关，而不支持特异功能假说。此时可设计一个判决性实验，判断该病例的治疗效果是特异功能大师发送的外气还是大师施予的心理暗示在真正起作用。判决性实验的具体方案是在特异功能大师与接受外气治疗的病人之间拉上布帘，双方不许发出声音，阻断两者心理暗示的通道，如果此时在不通知病人的情况下，大师在随机确定的时间发功后病人仍有效，则证明特异功能假说可靠，相反则证明是心理暗示的效果。

检验论证还有另一层含义，即科学假说本身也要接受内部逻辑论证的检验，假说中不能包含逻辑矛盾。有人声称发明了万能溶液，可溶解一切物体，当有人问及用什么器皿装万能溶液时，暴露出该假说的内部逻辑矛盾，假说不攻自破。水变油的假说就无法说明汽油中的碳原子从何而来，因为水只含有氢元素和氧元素，不含有碳元素①。

（四）科学假说的评价

从科学知识的角度看，评价一个经受住检验的假说的优劣，或者在数个假说之间做出选择时，以下标准可供参考。

一是经验证据标准，即科学假说有逻辑上可靠的经验证据的支持。观察实验获得的科学事实，一方面是创立科学假说的基础，另一方面也是检验科学假说的试金石。如果假说在两方面都获得经验证据的支持，该假说的可靠性增加。

二是功能标准。一个科学的假说的解释力和预言力是其被接受的功能标准。假说与理论的功能是解释纷繁复杂的经验事实现象，预言将要出现的新的事实现象，从而指导人们的实践活动。一个假说解释范围越广、预言的结论越新，它被接受的可能性越大。相反，如果面临太多解释不了的现象，无法预言新的现象，该假说将被放弃。

三是结构标准。科学假说都表现为由概念、判断、推理构成的逻辑体系。判断逻辑体系结构优劣的标准是逻辑简单性和逻辑自洽性。简单性是指一个科学假说的基本假定和基本概念愈简明愈好、数量愈少愈好。哥白尼的日心说比起托勒密的地心说，具有明显的逻辑上的简单性。自洽性是指一个科学假说的逻辑完备性和协调一致，不包含或只有较少的内部逻辑矛盾。

四是协调标准。科学假说除必须具备经验证据支持之外，还必须与已确证、被接受的科学理论协调一致。特异功能假说与生物学的结构功能理论不一致，至今仍无法发现、确证人体特异功能产生的生物结构基础，因此人们有理由怀疑特异功能假说的科学性。用心理暗示学说、表演者采取欺骗性手法等解释，完全可以解释已经发现的所谓特异功能现象，并且能够准确预言到在什么情况下特异功能表演会成功，什么情况下则会失败。对特异功能现象的这类解释与现有的科学理论是协调一致的②。

① 严金海. 中国 20 年伪科学现象透视. 广州：华南理工大学出版社，2001：134.
② 严金海. 伪科学流传的社会心理因素分析. 科学学研究，2002，（2）：25-29.

（五）科学观察与科学实验

　　科学观察和科学实验是科学研究活动中重要环节，既是现代科学知识创立的基础，又是检验科学假说和理论的实践标准。

　　科学观察是借助于人体的感觉器官或科学仪器进行的一种有目的、有计划、有选择性的感知活动，其目的是确认某个事实现象的有无、多少、频率、范围、性质等问题。如关于儿童各年龄阶段生长发育基本数据的获取，就是系统的科学观察活动。

　　科学实验是人们运用实验工具，通过人为地控制、干预或模拟自然现象而进行的一种特殊的观察活动。实验与观察的区别在于观察是在自然条件下进行的，实验则渗入了对研究对象的人为干预措施。如将肿瘤细胞接种到正常的小鼠身上，观察小鼠长出肿瘤的过程就是实验。将小鼠养大，等其中的部分小鼠长出肿瘤后，察看记录肿瘤的发展变化就是观察。科学实验可以人为地控制条件，可以认识到许多在地球生物圈所处的自然条件下不存在的事实现象，如低温状态下的超导现象、零重力条件下的晶体生长状态等；人为控制性实验，还可以加速或延缓自然进程，简化和纯化自然过程。实验中的人为干预，有助于扩大人类认识的范围和深度。在社会和科学发展进程中，人类越来越多地运用实验手段去认识自然与社会现象。

　　在科学研究过程中，运用观察和实验手段去认识事实现象、检验科学假说必须坚持以下原则。

　　一是客观性原则。客观性原则要求在科学观察与实验过程中，科学工作者如实地记录他所感知到的事实现象，不能主观地、随意地增减有关记录。提出客观性原则是针对人类感知活动的特点而言。人类的感知过程不是纯粹的摄像过程，过去的经验、知识、个体的主观期望等因素都会影响感知过程和结果。如果科学工作者不清楚这一点，就可能导致无效甚至是错误的观察与实验结果。

　　二是全面性原则。在观察与实验中，应涉及研究对象的各个层次和方面，对研究对象作全面系统的感知。如果感知到的事实现象只是一个片断、一个局部，将直接影响科学假说的提出、检验与评价。特异功能表演成功只是人们看到的一部分事实现象，是否是通过魔术手法或有人串通则是相信特异功能的人未感知到的事实现象。人类的难题是不可能等到了解所有的事实现象之后才提出假说，因此全面性原则也是科学研究必须坚持的原则。

三是典型性原则。在选择观察实验对象时，应选择代表同类事实现象的典型进行研究。以典型作为研究对象，有利于研究工作的突破。如研究特异功能现象不必对每一个声称有特异功能的大师进行观察和实验，而只需选择一两个典型人物进行研究。如在医学研究的动物实验过程中，科学家偏爱利用纯种或特定动物作为实验对象，就是典型原则的体现。典型对象有利于发现和解释自然的奥秘。

二、科学认识活动的特征

科学认识从问题开始，到相关理论被确认而终结。这个活动过程与人类其他活动过程相比，有其独特之处。

（一）创造性

科学活动的创造性是指抽象思维活动超越感觉经验，用思维把握不能直接感知的事物本质。科学创造活动要求科学家在经验事实的基础上，通过逻辑推理、联想、想象等纯粹主观活动把握客观事物的内在结构、过程和关系。爱因斯坦认为："科学就是一种历史悠久的努力，力图用系统的思维，把这个世界中可感知的现象尽可能彻底地联系起来。说得大胆一点，它是这样一种企图，要通过构思过程，后验地来重建存在，寻求我们感觉经验之间规律性关系的有条理的思维。"[①]

威廉·哈维（William Harvey，1578～1657 年）发现血液循环，提出血液循环理论是科学认识创造性的例证。在哈维之前，古罗马时代盖伦（Claudius Galenus of Pergamum，129～199 年）创立的医学理论认为，人体是在肝脏中利用食物不断地合成血液，血液流到心脏获取灵气，然后从心脏流向身体的各个部分，在全身各处被消耗掉，新的血液又重新在肝脏中被生产出来。这一理论被称为血液直线运动理论。

哈维在经验的基础上，对这一学说提出疑问，然后精心设计实验证伪了血液直线运动学说，提出了正确的血液循环理论。首先，哈维通过计算心脏血液输出量而否定直线运动学说。计算表明，成人的心脏每分钟输出约 750g 血液，每小时则为约 45kg，这一重量相当于一个成人的体重。很明显，肝脏不可能在短时间内生产出这么多血液。哈维又通过结扎人体的动静脉血管，证明动静脉血液是反方向单向流动，动脉血从心脏流向全身，静脉血则相反。据此，哈维提出"血液循

---

① 爱因斯坦，英费尔德. 物理学的进化. 周肇威译. 上海：上海科学技术出版社，1962：27.

环"理论。但哈维的理论有一个关键点缺少证明，人体大的动静脉肉眼可见，而联结动静脉之间的毛细血管，当时由于显微镜尚未发明而未被发现，但哈维则创造性提出"血管交织网"的概念。"血管交织网"是哈维在思维中对客观事实的重建，是人类理性思维创造性的表现。

在科学认识活动中，没有认识主体的创造性，科学认识不可能完成。物体的自由落体现象有多少人见过，可只有牛顿才在此基础上提出引力概念。钟摆在教堂摆动了多少年，可只有伽利略（Galileo Galilei，1564～1642 年）才发现钟摆摆动的等时性。孟德尔创造性地运用统计学方法研究豌豆的遗传规律，并经本人和后人的抽象思维才有"基因"的概念，并在 20 世纪 50 年代得到证实。实际上孟德尔的工作是相当偶然和幸运的。孟德尔选用豌豆，其遗传性状刚好由单一基因所控制；在许多物种中，单一性状由许多基因共同控制，呈现不典型状态。正是由于这一原因，人们有理由怀疑孟德尔研究结果的正确性。实际上，孟德尔利用野鹰草做重复实验，没有得出 3：1 的结果。当时的植物学权威正是因为这一点对孟德尔的工作做出负面评价，直接导致孟德尔创造性的工作晚了 30 年才被人们发现。后来的研究表明，野鹰草的性状由多基因控制，不过孟德尔等人都不知道这一点。

科学认识活动的创造性表现在以下三方面。

其一，超越人类的直接与间接经验，用理性去认识和把握世界。感觉经验是人类认识的基础和起点，但由于获取经验的工具，包括人体感觉器官的局限性，限制了人类对事物本质的把握。如人们的直观经验是太阳绕地球旋转，而不是地球绕太阳旋转；在直观经验中存在着白色光等。只有通过理性，我们才能理解地球绕太阳旋转，才能理解微观粒子的波粒二象性、人与猴子有共同的祖先等问题。只有在思维中人类才能跨越时空的限制，实现无限和永恒。

其二，超越前人的理论。当前人创立的理论不能解释新发现的事实现象时，表明既有的科学知识存在着缺陷。如何处理事实与理论的矛盾，需要发现矛盾的科学家创造性地提出解决方案。此时既要重新检验核实事实现象的真实性，又要重新检验核实既有理论的逻辑性、客观性，还要创造性地提出新的理论概念，创立新的理论体系。

其三，超越已有的研究方法。科学研究的进步与研究方法关系密切，在研究过程中创造性地提出、引进新的研究方法是推动科学知识进步的直接手段。孟德尔引进统计学方法，得出豌豆性状遗传规律；詹姆斯·杜威·沃森（James Dewey Watson，1928～　　）和弗朗西斯·哈里·康普顿·克里克（Francis Harry Compton

Crick，1916～2004 年）发现染色体的双螺旋结构，得益于采用物理学的衍射方法研究染色体；宇宙飞船的微重力环境，可以制造出近乎完美的晶体。可见新的方法是创造性的重要内容，它直接导致新的发现和提出新的理论。

（二）可检验性

　　并不是所有系统地追求真知的活动都可以被认为是科学。以神学为例，神学家的确在追求关于上帝的知识以及其他宗教问题的知识。他们这样做也是系统地将一个事实与另一个事实联系起来解释。但是明显地，它与我们通常所说的物理、化学、生物学、社会学有显著区别。一个明显的区别在于科学追求的知识是经验的知识，而神学所追求的不是经验的知识。"经验"一词的意思是人的感觉经验，"经验知识"就是以经验为基础的知识，即以我们的感官的感觉，即视觉、听觉、味觉、触觉、嗅觉接触世界而获得感觉经验为根据而获得的知识。经验知识所依赖的手段是观察、实验、测量等。如要了解移动一个物体需要多少力，就必须观察、实验和测量，在这个基础上建立和检验我们的知识。物理、化学、生物学、社会学就是这样的经验知识和经验科学。但宗教神学就不是这样。神学研究上帝，可是神学假定上帝是不可见的、不可触摸的，是不能用感觉的手段，用观察、实验和测量的手段来研究它的，所以神学不是科学。从科学的角度看，神学研究的对象根本就不存在，不可能作用于人的感觉器官，因而也不可能有与之相关的感觉经验。从概念的特征看，宗教知识中的概念是虚概念，虚概念所指的对象在自然界不存在，上帝只存在在宗教知识和信仰中，谁也不能检验到上帝的存在，因为上帝不真正地存在在世界上。科学知识中的概念是实概念，实概念所指的对象确实存在于自然界中，在自然界中有相应的事物与科学的概念相对应。

　　由于科学所追求的是经验的知识，所以科学最明显的特征之一，或科学与非科学最明显的界限之一就是经验的可检验性。在科学中有各种各样的陈述，包括事实的描述、科学规律陈述、理论的解释等。所谓经验的可检验性，就是有可能用经验证据来支持或者证伪这些陈述。如果不能直接或者间接地用经验的证据来检验，或者指出检验的途径，我们就不能判别其真假。这样的一些陈述是不能称作科学的。

　　例如，"引力来自自然之间的一种爱"这样一个陈述是不可检验的。因为"爱"这个词的本来含义当然意味着甲物对乙物的吸引强度与乙物对甲物的吸引程度是不相等的，而且，这样吸引也不会总与质量成正比。但这个命题的提出者所指的那个"爱"显然不是这个含义，所以"引力来自爱"这个爱的概念是如此的不可捉摸，以致它到底是什么谁也不知道。这个命题是不科学的。又如"生命的现象来源于一种生命力"这个命题也是不可检验的，因为不能由此导出一些什么命题来判明它的真假。外国的占星术和中国的算命先生所提出的大多数命题都是不可检验的，因为这些命题是如此的含糊与模棱两可，以致它们既不可能被确证，也不能被否证。

当然，这里所说的可检验性包括两层含义[①]。第一，可检验性是指可检验，而不一定是已经检验。例如，"月亮的背面有山"这个命题是可检验的。虽然，一直到 20 世纪 60 年代人们利用登月舱拍摄到月亮背面的照片后，才真正用直接经验来检验到它。第二，这里所说的可检验，不但要求可以用个人的单个实验、观察的经验来检验它，而且是社会的可检验的，即其他科学家也必须能够复验。所谓某人有特异功能的存在，但它是不能复证或复验的，因而就不能称之为科学的。

科学的目的既然是对真理的追求，而且它的手段是经验性的、实验性的，所以科学不仅对那些可检验的假说有兴趣，而且对那些真的或者至少是逼真的或似真的东西感兴趣，对那些能够顶住了证伪或者经过了确证的东西感兴趣。当然，在一个时期被确证了的东西，在新的实验条件下和新的知识背景下可能被推翻，所以说科学知识有某种可信赖性是历史性的。不过在一定的历史条件和一定的实验条件下，科学知识的基本内容总应该是某种经受住检验的东西，这就是科学的可信赖性或者是某种程度的逼真性。

第四节　科　学　精　神

从生物学角度看，科学家和其他人并无生理结构的区别；从心理学角度看，科学家与其他人的心理活动也无本质区别。但是科学家为什么会坚持以特定的方法和过程去追求知识，并将与此相反的追求知识的活动排除在科学范畴之外呢？这表明科学家和商人、宗教信徒、政治家的区别，是在从事各自职业活动时确实有着某种精神态度的区别。科学社会学家默顿（Robert King Merton，1910～2003年）在 1942 年提出科学共同体具有不同于其他社会组织的规范原则："科学（这种社会建制）的精神气质就是在情感方面定好了调子的价值和规范的复合体，这

---

① 张华夏，叶侨健. 现代自然哲学与科学哲学（自然辩证法概论）. 广州：中山大学出版社，1996：300.

种复合体据认为约束着从事科学工作的人们。"①并提出根据规范，就可以把科学共同体从整个人类共同体在思维中区别出来。

在科学活动的早期，科学本身还没有自己独立的价值规范，而要靠其他社会价值如清教伦理的支持。法国社会学家马克思·韦伯（Max Weber，1864～1920年）指出②：早期资本主义的一个基本的刺激是出现在16世纪加尔文清教主义中的宗教态度的复合体。韦伯认为加尔文清教主义或称清教伦理，对于科学是一种特别有利的基督教态度。清教伦理对科学有利的态度有以下几点：自然与超自然王国相分离的观点；上帝是理性的及自然的天地万物反映上帝的理性的观点；人可以在自然的天地万物中发现理性秩序的观点。加尔文主义把理性的伟大力量带入了日常生活中，因而刺激了经验科学，因为加尔文主义神学认为万能的主以最理性的方式安排各种"世俗"的活动，在经济和其他活动中发现理性是人的宗教责任。清教徒认为：人可以通过理解自然界来理解上帝，因为上帝显现在自己的杰作之中。因此科学与宗教是相容的，是信仰的坚实基础。科学之所以是正当的是因为它是一种改善社会的有效手段，而且赋予理性神圣价值。这是因为只有人被上帝选中而拥有理性，还因为理性约束着懒惰和偶像崇拜。清教徒不因自身的缘故而尊重经验世界，但是经验世界作为理性的、有秩序的活动场所，这对于科学是如此有用却得到了上帝的证明。这些宗教观点与科学活动意趣的相合性是显然的。默顿指出："在清教伦理中，理性主义和经验主义的结合是如此显著，它形成了近代科学的精神本质。"③

在科学成为一种独立的社会建制之后，科学共同体逐渐有了独立的精神态度。它一方面使科学家认为科学是一项自我评价的事业，科学存在于社会中，但却不完全隶属于其他组织社会，相对独立于社会；另一方面，其他社会建制，特别是国家对科学自主性的限制又表明，现实中的科学参与了各种文化之间的冲突。具体而言，科学共同体的精神气质包括以下几个方面。

一、理性信仰

理性信仰即承认人类理性至高无上的威力，这是科学组织的核心精神价值。

---

① 吴忠. 后期默顿的科学共同体社会学. 自然辩证法研究，1986，（6）：11-14.
② 巴伯. 科学与社会秩序. 顾昕等译. 北京：生活·读书·新知三联书店，1991：67.
③ 巴伯. 科学与社会秩序. 顾昕等译. 北京：生活·读书·新知三联书店，1991：69.

理性信仰实际上包括三个方面：自然界存在着规律和秩序；人类有认识自然规律和秩序的能力；科学知识是人类理性认识能力反映自然规律和秩序的结果，科学知识的进步表现为不断地由相对真理向绝对真理逼近。第一个方面人们常常表述客观态度，即科学工作者所认识反映的是客观规律，科学认识正确与否的最终检验标准是是否符合客观实际。对此爱因斯坦说："上帝——大自然的创造者和大自然本身——是非常精致和难于理解的，但他并非是反复无常和怀有恶意的。"① 第二个方面人们常常表述为人类的主观能动作用，即人类具有理性力量，人类可以通过理性思维和实践活动发现、把握客观世界的规律。对于以高度发达的科学形式表现出的理性，所有的事情都是可能的。第三个方面人们常常表述为人类的创造性，创造性将主观能动性与客观规律联结起来，正是创造性推动人类理性认识的范围和深度。

理性信仰要求人们力求合乎理性地认识并且通过一种连续不断的积极努力来控制其所有的事务。在科学界本身，这种理性的精神变成了一种建制化的、处于自我完善的、无止境的探索，常常是提出新的和更普遍的假说。理性精神与科学的互动是非常清楚的：从科学的持续进展中，社会对理性的一般信念连续得到了最有力的支持。当人们怀疑理性时，科学有力地、持续地揭示着它的价值。这种情况甚至出现在科学家自身之间。珀西·布里奇曼（Percy Bridgman，1882～1961年）教授曾经指出，"作为迄今为止人类最成功的理智事业的参加者"，科学家"处在这样一种特殊的、能够值得人们信任的位置上，即不仅不存在任何可以代替人们理智的东西，而且我们所面临的问题是可以解决的，是可以由我们自己解决的"。他还说道："如果物理学家把自己的宽广的视野传给其他人，他们的最终影响也将远远超过任何可能的技术贡献。"② 但是对于理性这种信念，对于用科学的理性所能发现的"真理"这种追求，无论在科学家群体看来是多么神圣，却丝毫不意味着对"绝对真理"或任何特殊真理的信仰。科学精神只主张为了获得那些对于真理在本质上是临时和不断接近的陈述——正是它们构成了科学研究的主题——人们值得付出无穷的努力。正是由于坚信科学必须处于不断的发展变化之中，科学家才将一切凭借传统或权威而一劳永逸地把握真理的企图视为不符合科学精神。所以就科学的知识内容而言，科学理论永远是临时的，只有理性精神才是永恒的。科学研究无权威、无止境、无禁区。

① 巴伯. 科学与社会秩序. 顾昕等译. 北京：生活·读书·新知三联书店，1991：103.
② 巴伯. 科学与社会秩序. 顾昕等译. 北京：生活·读书·新知三联书店，1991：102.

二、感情中立原则

在科学活动中有一种附属于理性信仰的价值，这就是科学家所尊重的感情中立原则，它是实现完成理性的手段和条件。感情中立原则是指科学家仅仅能够根据经验事实和逻辑、而不能凭感情判断科学成果的真假对错。在科学评价中，要求忠实于对理性信仰产生的感情，而不是忠实于对自己或别人的好恶。这一价值标准能扩大理性实践范围及其威力。这并不是讲科学活动中不存在感情，相反，热情和强烈的信念，激烈的攻击和凶猛的反驳，有时也像在其他地方那样，发生在科学活动之中。路易斯·巴斯德（Louis Pasteur，1822～1895 年）曾就有关理论观点致力于一系列被其传记作者称为是"富有激情"的论战：就发酵理论与李比希（Justus von Liebig，1803～1873 年）进行争论；就有机体之自然发生的问题与普歇（Pouchet）和巴斯蒂安（Bastian）进行争论；就酒精发酵的内在机制问题与克劳德·伯纳德（Claude Bernard，1813～1878 年）和伯思洛特（Berthelot）进行争论；就炭疽与科林（Colin）进行争论；就狂犬病的治疗与彼得（Peter）进行争论。巴斯德非常"珍惜他对于他自己的发现的所有权"，并且"他希望成为名垂千古的人物"。在科学史上，巴斯德绝非独一无二的。不对自己的研究怀有感情，研究是无法进行的。然而感情中立的理想在任何实质性科学研究活动中都是对感情的一种有力的遏制，科研成果的评价尤其如此。

三、普遍主义

普遍主义是一种信念，包括两层含义。一是它深信科学真理是普遍的、放之四海而皆准的，科学真理在一定的范围和条件下具有普适性。牛顿力学虽然被纳入相对论，但在宏观世界牛顿力学仍然是适用的。二是在科学活动中，所有的人在理性知识的发现和拥有方面具有精神上的平等权利。科学绝不依赖于个别科学家的社会或个人属性。无论其种族、信仰、肤色如何，每一位对科学理论体系做出贡献的人都成为"科学家和科学共同体中的一员"，获得与其成就相当的荣誉与特权。这是一个带有一定道德色彩的共同体，它的范围超过了国家集团。科学是国际性的，而且它是普遍的，属于全宇宙的。因此，像"亚利安的""俄罗斯的""资产阶级的"科学等概念，与科学的普遍主义规范相悖。正如某些科学家所说，在"科学的情谊中，由普遍主义导致的宽容，是一种绝对的精神善"。没有一位科学家能有如此先见之明，敢断定科学中的某种新思想必定是坏的。任何新思想，无论其社会根源如何，都可能会对科学有用，可能会对科学的基本任务——构造更好的概念框架做出贡献。由此可知科学需要容忍各种各样的人，因为科学贡献曾由各种类型的人做出，而各种类型的人都有经受训练做出这种贡献的潜力。

"哈伯过程"[①]并不因纽伦堡审判而失效，而恐英症也不能剥夺万有引力定律。沙文主义者可以将外国科学家的名字从历史教科书中一笔勾销，但他们的公式仍为知识传授和技术应用所不可或缺。普遍主义反映了科学非个人性的特征。然而，在现实中，科学总是处在更大的文化系统之中，因此如果这种大文化反对普遍主义（如种族主义、沙文主义所表现的一样），社会发生价值冲突，有的科学家从属于大文化的规范，放弃科学规范，有的则为科学规范而奋斗不已。

四、公有主义

人类走出原始社会之后直到资本主义，包括目前的社会主义社会制度，作为一个整体尊重个人对于稀有物品的私人所有权。但这种权利在科学活动中则被简化到对于科学发现的荣誉优先权这样一种最低程度。在这一最低限度之外，对于科学知识体系和概念结构的任何贡献都是共同体的财产。为了共同体的利益，这些贡献可借与所有竞争性的成员使用。正是在科学活动中，"各尽所能，各取所需"成为真正的现实。在科学共同体中，所有科学家都有权分享现存的知识，因为许多人都曾经在过去或有可能在将来对科学做出贡献。正是在这一"公有性"价值的严格指引下，在科学研究中保密成为不道德行为，从科学中各取所需的人有公开其发现的精神义务，因为这些发现建立在共同体租借给他的知识财富的基础上。当然，保密还有其他不良影响，保密使科学家对其同事做过的工作一无所知，从而剥夺了他从事研究所必需的大部分材料。保密还废除了科学家之间对于新工作、新想法的非正式讨论，而这种讨论对于任何科学创造都是必要的。出于对工作保密需要而隔断了与其同行接触的科学家，即使他能够看到同行的论文，也总是有所欠缺的。

简单地说，各种科学发现是社会合作的产物，因而属于整个科学共同体。发现者本人并没有权利独占或收回他的发现。在共同体内，一个科学家所能争取到的"财产"是名望，而这引起了争夺发现的优先权的问题。公有主义要求科学家

---

① 哈伯（F. Habar），德国化学家，曾进行毒气研究，发明多种毒气并用于两次世界大战。"哈伯过程"是指哈伯发明的氨的化学合成方法。

有所发现，就要写上公布出来，与科学共同体内的其他成员进行交流，只有公布出来才被承认。

公有主义与科学的国际性相一致，但公有主义可能与国家、民族或特殊集团的利益相冲突。冲突在军事科学领域表现尤其突出，许多科学家一旦加入国防军事科学研究，他的名字将从专业杂志和专业学术会议上消失。

五、不谋利精神

不谋利精神又称为"无私利性"或"利他性"的理想。这条原则要求科学家之所以从事科学活动，首先是为了求知而不是谋取物质利益。科学家应有求知的热情、广泛的好奇心和造福人类的利他主义思想。在功利主义占统治地位的现代社会里，这条原则是成立的。因为客观上，当一个科学家并不能给一个人带来太多的物质利益。许多大科学家都承认是求知使他们踏上科学之路。

这一道德理想并非广泛地存在于现实的社会之中，而只限于科学和其他一些特殊领域，最突出的也许是学术和医学领域。在社会中，人们被期望在其职业活动中做到"自利"，即意味着人首先为自己的直接利益服务，虽然任何这类活动有可能自然地、间接地导致"最大多数人的最大利益"（如投资人投资是为赚钱，但同时也为社会提供资金、职位、税金，对社会发展有贡献）。但是在科学活动中，却盛行一种不同的道德模式。在那里，人们被其同行要求直接服务于共同体的利益，由此实现体现在工作和声望中的自我利益；这种直接的服务就是要为科学的核心，即概念体系的发展做出贡献。应该注意，这种道德理想的差异并非由于科学家与其他人之间存在典型个性差异。在不同行业中，人们都寻求成功，但在科学活动中达到成功的规则却有所不同。这些规则要求个人仅通过服务于他人来服务于自己。如果没有"不谋利精神"，科学的"公有主义"精神就不可能实现。如果大多数人都将公共的科学理论使用来为自己的直接利益服务，例如，为其个人权力而非为科学本身服务，科学共同体的财产——概念体系将停止增长，从而失去科学的本质特征。

与不谋利精神相对应，社会应该给予科学工作者稳定和较高水平的物质生活保障，科学家的生活应处于所在社会的中上流水平。自由探索是科学研究的重要特点，只有在一种相对优裕的生活环境中，科学工作者才能充分发挥其创造性思维。如果一个人整天为衣食住行操心，他将失去对自然的好奇和探索欲望。

不谋利精神在纯粹科学与应用科学中有区别。纯粹科学只关注科学概念体系的发展，不能直接计算其价值的大小。纯粹科学对社会的影响表现为思维方式的进步，呈现长期效应。应用科学属于技术领域，技术的应用可以直接创造价值，其影响立竿见影，因此技术的评价包括其经济价值的计算。

不谋利精神与科学职业化进程相矛盾。在古代和近代的科学研究中，研究者是因为受兴趣的吸引，在科学发现中获得乐趣与享受。这种享受至今仍然吸引许多人加入科学研究行业。但是当科学建制形成之后，当科学研究成为一种职业、成为部分科学工作者的谋生手段时，为了获取更多的资金、资源，多出成果、出好成果，以便获取更高的名望，从而在社会生存竞争中获取优势地位，许多人会违反科学研究的基本规范，尤其是挑战理性信仰，研究活动中的作伪逐渐发展成为科学的癌症。科学研究成为职业是伪科学发展的因素之一，因为通过假冒的伪科学活动可以争取到社会资源，获取社会承认与尊重，这发展成为一种生存方式。

六、怀疑精神

科学家从不不经过分析批判就盲目接受任何东西。但是科学家的怀疑要服从一定的准则，并且受到科学共同体的约束，而不是出于个人主观意愿的怀疑。怀疑精神的基本出发点是经验事实和逻辑。

怀疑精神常常冒犯其他社会建制，尤其是当科学活动进入其他社会建制（如宗教或信仰、传统习俗）领域的时候。哥白尼直到临死之前才敢出版其冒犯基督教的《天体运行论》，宣传太阳中心说；乔尔丹诺·布鲁诺（Giordano Bruno，1548～1600 年）因为宣传哥白尼的学说付出了宝贵的生命；达尔文的进化论遭遇的最大反对力量来自宗教界，因为进化论推翻了上帝创造世界、创造自然和人的神圣观点。

怀疑精神又可表述为反权威主义。科学研究是在集体活动成果基础之上的自由探索活动，自由并不意味着在科学活动中可以肆意妄为；科学实际上是纪律最严明的社会活动之一。但是科学活动的这种纪律是由个人出于对理性的信仰和对实现这种信仰的适当方法的精神信念加于自身的。个别科学家服从其同行的精神权威，因为他们与他有共同的价值标准，他把科学中的任何其他权威都视作与科学精神相悖。科学工作者在研究方向和研究范围上都享受充分的自由，不受任何与科学的绝对精神相反的权威的限制。

物理学家利奥波德·因费尔德（Leopold Infeld）讲过科学研究反权威的一个

案例①。因费尔德受爱因斯坦的邀请在普林斯顿高级研究所进行了三年的合作研究。在此期间，爱因斯坦对于沟通引力理论和量子论非常感兴趣，而因费尔德很快对能否做到这一点产生了疑问。"我竟然在一些问题上与爱因斯坦有不同看法，这似乎是胆大妄为，但是我知道，在科学中没有比盲目地接受权威和教条更危险的事情了。我必须让自己的心智作为我的最高权威。"所以，他向爱因斯坦阐述了自己的怀疑和反对意见。他说道："现在看来，我必须赞美爱因斯坦对待我的反对意见的耐心。当我们开始讨论时，他在这一问题上远远地领先了我，我很难跟上他的思路。但他从来没有不耐烦，他多次重复解释他的思想和方法，并认真地考虑了我的所有疑虑，直到我已理解了他的主要想法为止。"反权威主义的模式受到因费尔德和爱因斯坦同等尊重，两人都认识到科学家应以自己的判断作为权威的尺度这一精神义务。

怀疑精神有时又称为批判精神，科学家总是以批判的态度对待各种已有的理论体系，以发现前人的错误、创造更完善的理论为己任。科学工作者批判的武器是理性。

七、结语

以上数条规范或精神，并不能获得科学工作者和其他以科学活动为研究对象的研究者的一致认同，但是有一点大家都认同，即科学研究活动确实与其他社会活动有精神态度方面的差异。我们不能因为少数人违犯它，或者是持有异议而否认科学精神的存在。前述的科学精神只是一种理想模型。在现实生活中，具有不同个性心理特征的科学家的行为不可能完全与理想模型相一致，而且其他社会建制的规范也时时影响着科学家的行为。如国家政权干预有可能导致科学家放弃普遍主义的态度，采取种族主义的标准判断科学知识的正误。在经济利益的驱动下，科学家有可能放弃不谋利精神。在集团利益竞争的压力下，公有主义有可能受到损害，因为科学无国界，科学家有祖国。军事界科学家的论文不能发表带来的荣誉损失是其他行业科学家不能忍受的。在非理性因素的强大压力下，理性主义的态度可能受到严重损害。

科学精神是科学中最重要的因素。正是因为认同科学精神，科学工作者或普通人才能够坚持用科学的方法而不是靠想当然去认识自然界，人类才摆脱完全受制自然的局面。

---

① 吴忠. 后期默顿的科学共同体社会学. 自然辩证法研究, 1986, (6): 11-14.

第二章　医学发展过程与阶段

在现实医学活动中，医学科学和医学技术总是密切联系。这种密切性是现代科学技术的基本特征在医学领域的表现。但是，从概念及实际内容看，医学科学与医学技术属于既相互联系又存在着区别的两个范畴，存在着历史发展过程。

第一节　医学及其特征

在本书的论述中，医学科学一词的含义有广义与狭义之分。广义的医学科学，涵盖了医学活动中涉及的所有知识和技术体系及其活动；狭义的医学科学则只指前述知识和技术体系中的知识及其创造活动部分。

一、医学与医学科学

从概念看，汉语的科学一词在近代被赋予新的含义，对应于英语的 science。在中国古文化中，知识用学概括，并根据其对象与内容，分为医学、兵学、农学等。在西方，知识用 philosophy 一词概括，其中包括医学。近现代医学作为科学的分支之一，有一个逐渐发展成熟的过程。

现代医学作为现代科学的组成部分，反映的是人类生存与健康需要的知识和技术体系。所以，与其他科学技术体系相比，医学有其独特性和特殊的体系结构。

（一）关于医学的不同理解

在自然语言中，"医学"一词被广泛使用和传播。大多数人都认为自己能准确理解这一概念的含义，并在此基础上进行信息沟通和交流。但如果把"医学"概念纳入科学语言的范畴来看，就会发现人们往往在不同的意义上使用这一概念，人们之间的信息交流并不总是畅顺和起作用的。

"医学"概念的第一个含义是指医学科学。一种较简单的看法是把"医学"看作是"医学科学"的同义语。例如，有人将医学定义为"研究人类生命过程以及同疾病作斗争的一门科学体系,属于自然科学范畴"①。在这个定义中,医学被认为是医学科学,医学科学则仅是自然科学的一部分。

"医学"概念的第二个含义是指医学实践活动。实际上,医学不仅表现为一种知识体系,主要还表现为一种实践活动。苏联医史学家彼德罗夫在其《医学史》中对此有精辟论述:"医学是一种实际活动,同时也是人们在各种社会条件下,保持健康、预防和治疗疾病的一个科学知识体系。"②只要回顾一下历史就会发现,在还没有建立完整的医学知识体系之前,人类就已经开始了原始的医疗救助活动;对现代社会中的非医学专业的社会大众而言,医学也主要体现为一种与疾病治疗、健康维护和康复有关的活动。作为人类活动之一,医学表现为知识和经验的应用,表现为一种技术活动,反映出人类对自然的控制与改变能力。把医学等同于科学知识体系的观念,忽视了医学技术特征,其缺陷是明显和不可接受的。对社会而言,人们直接感受到的是医学技术的进步,更关注的是医务人员技术水平的高低。而且,由于医学活动的双方都具有明显的个体化特征,每个医生,每个病人,每个案例都有自身的特色,所以,医学活动不仅表现为某种技术活动,还带有艺术的特征,被认为是一种技艺,而不像工业技术一样可以简单重复。

医学是实践活动和医学是技术活动这两种观念,只是对同一问题的不同表述。人的活动都是在某种经验、知识或观念的驱动下进行的,指导活动的经验、知识或经验被使用、表述出来时就是技术体系,包括各种工具、器械等硬件和使用方法、技巧等软件,是人的思维能动性物化的结果。医学是技术活动,反映了人的能动性和控制改变世界的可能性。医学是实践活动,则把能动性和可能性变为现实的过程,只有通过医学实践活动,才能实现目的。医学实践活动是人的思维能动性和控制改变世界能力的直接表现途径。

在把医学等同于自然科学或是纯粹的科学知识体系的观念中,也间接地包含着医学是一种活动的观念。科学哲学研究证明,科学不仅是已有的知识,更主要的是一种持续不断的认识活动。科学知识体系的获取与进步还必须靠人与自然的对话来完成,这种对话本身就是人类活动,是以求知欲望和好奇心为动力,以认识能力为工具而进行的探索未知领域的活动。已有的科学知识只是认识活动的结果,而绝不是认识活动的结束。

正是认识活动推动着科学知识的进步与发展,所以,只将医学视为自然科学

---

① 辞海编辑委员会. 辞海·医药卫生分册. 上海:上海辞书出版社,1981:1.

② 陈巽昭. 医学论. 保定:河北大学出版社,1993:1.

知识体系，而忽视它认识活动的特点是不全面的和短视的。

（二）医学概念的基本要素

如要准确地理解"医学"概念，应把握一些基本要素。由于受传统学科划分观念的影响，人们一般把医学等同于自然科学和实践活动。随着对医学本身的认识的深入，人们逐渐揭示出医学的社会属性。在历史长河中，人类创造出多种有显著文化差异的医学知识体系和实践体系。这一点清楚地表明，即使研究对象相同，但如果文化观念、社会环境的不同，则有可能关注对象的不同侧面；即使是同一侧面，可能也会得到有差异的认识。医学科学技术与社会文化环境密切相关，呈现社会科学的特征。

决定医学社会科学属性的根本因素，在于医学活动的发动者和关注对象两方面：一是医学关注的主要对象是人体的疾病与健康。人本身一方面是自然产物，具有自然属性，属于自然进化的顶端；另一方面人又是构成人类社会的细胞，具有社会属性。二是从事医学活动，建构医学知识和技术体系的主体，也是具有自然和社会双重属性的人，受自然和社会的双重影响与制约。把医学仅视为自然科学，忽视或否认其社会科学的性质，既不符合医学活动的实际情况，也不符合医学活动主体和客体的特性。

综上所述，对医学概念较完整的理解应包括以下几方面。

第一，医学存在着特殊的目的：医学目的是构成医学概念的核心与前提。这表明，不能把医学简单视为某种知识、某种技术与技艺、某种活动。

第二，医学包含着某种知识体系：知识体系反映人类对客观世界的认识。

第三，医学包含着某种技术体系：技术体系反映人类对客观世界的能动性。

第四，医学是实践活动：医学实践活动是建构知识和技术体系，以及实现人类能动性的途径。

第五，医学具有自然和社会双重属性：这是由人具有自然和社会双重属性所决定的。

二、医学学科的根本性质

正是由于医学概念的复杂性，与一般自然科学或社会科学相比，医学具有以下两个显著特征：

（一）医学是异质综合体

医学是以人类某种特殊目的，即人体疾病的预防诊断与治疗和健康的恢复与维护为核心，由医学科学知识和医学技术体系构成，以医学活动为主要表现形式的异质综合体[①]。

从知识的角度看，医学科学与其他科学并无本质区别。科学作为陈述的知识，反映出人对客观世界的认识。自然科学和社会科学的分类，是以客观世界的系统结构层次或侧面为划界标准的。在自然科学中，如物理学以物质运动的最一般规律和物质的基本结构为研究对象，化学以物质（单质及其化合物）的组成、结构、性质及其变化规律为研究对象，生物学以生物（包括植物、动物和微生物）的结构、功能、发生和发展规律为研究对象。医学科学不是与自然科学和社会科学并列的第三种科学，而只是由自然科学和社会科学的某些相关内容，围绕特殊的目的而构成。如人体解剖学、生理学、生物化学等学科，属于生物学范畴；医学心理学、医学行为学、医学社会学属于社会科学范畴；放射学属于物理学；现代化仪器则属于工程技术学科。医学科学知识是以医学目的为核心而聚合起来，涉及物理学、化学、生物学、社会学等相关学科的知识集合体。正是在这个意义上，有人在科学分类中将医学划入应用科学范畴。在医学科学中，不存在特殊的对象，所以没有特殊的知识。医学知识都可以在物理学、化学、生物学、心理学、社会学中找到相应的位置，但其存在特殊的目的，所以是特殊的知识集合体。

在技术手段方面，医学技术同样只是各种技术手段的集合体。在现代医院中，医务人员的诊疗康复手段，在外行人眼中是五花八门的。如有锯、钻、刀、剪等古人发明的简单工具，也有激光、遗传工程、系统工程技术等现代高科技；有大众习俗的忌口，也有以科学知识为基础演变出的消毒技术、移植技术；有药物、器械等物质技术，也有心理暗示、精神分析、认知疗法等精神手段；有针对个体的治疗，也有针对群体的社会预防。医学技术本质上是移植的技术。来自经验的技术，得到科学的诠释之后，属于相应的学科，如听诊技术属于物理学波的传播研究领域；在科学基础上产生的技术，原本就属于相应的学科领域，如基因治疗技术属于遗传学范畴。

医学实践活动也是多种活动的综合体。由于社会分工的原因，医学实践活动

① 邱仁宗. 医学的思维和方法——国外医学哲学论文选. 北京：人民卫生出版社，1985：34.

主要由医务人员承担，但是，无论在历史上还是在科学技术高度发达的今天，医学活动绝不仅仅只是医务人员的活动。在人类许多活动中，都反映和体现了人们向往健康、驱除疾病的良好愿望。中国传统的儒家学说持入世的生活态度，认为知识分子应进可以为相治国，退可以行医治病。中国古代医学的发达与儒家的读圣贤书而救世的生活价值追求传统密不可分。

宗教活动与科学技术活动在对待人类理性的态度上是对立的，但在医学活动中则达到某种统一。佛教教义认为现世的各种痛苦都是前世作孽的报应，但同时又创造出各具特色的寺院医学，出家人的医学活动是修行、积善、普度众生的手段之一。在欧洲中世纪，基督教寺院创立了最早的医院。许多原始宗教也都有驱魔治病的仪式。

今天，人类的平均寿命普遍提高，传染病的发生率和死亡率、新生儿的死亡率大大降低，营养状态普遍改善。从表面看，这一切体现了人类医学的发展与进步。从实质看，这一切则是人类多方面活动进步与发展的体现，如生产水平的提高、生活方式的改变、卫生和健康知识的普及，以及恰当的政府医疗卫生政策等等。

从社会分工的角度看，医学也是一个多部门构成的综合体。其中的主体是医学院校、医学研究机构、各种类型的医院、卫生预防机构、政府卫生行政部门、医药器械和用品生产厂、制药厂、化工厂和药物种植养殖厂等。传统上仅把医学看成是医务人员活动的观念将人们引入消极地应对疾病的境地。

目前，人们提出了关于医学的大医学观、大卫生观、大健康观，以及生物—心理—社会医学模式等新思想，其根本特征在于从更广阔的角度看待和建设医学事业。这些新观念反映出医学活动是由多种活动构成的综合体的特性。由于医疗卫生活动与社会其他活动存在着相当密切的关系，只有将医学活动看成是全社会的活动，只有全社会都关注医学活动，医学的目的才能更完美地实现。

（二）医学的绝对道德特征

医学的综合特性与医学目的直接相关。医学目的所实现和满足的，是人类的自身生存需要，与科学、艺术、宗教等满足的人类需要相比，人类生存需要更基本、更直接。因此，医学的内容也就以实用、有效为纳入标准，形成一个以目的为中心的异质综合体。

医学满足人类生存需要的特性，还直接表现在医学的职业道德层面。医学职业道德产生早，体系完善，两千多年前的希波克拉底（Hippocrates of Kos，约公元前 460～前 370 年）誓言就已经给出了较完善的医学道德体系。历史上的名医，除医术精湛之外，大多被赋予高尚的道德形象。同时，与社会其他行业的职业道德相比，医学道德标准具有绝对性的特点，即医务人员在患者面前，绝对有救治的义务，而不能以报酬或其他理由为条件拒绝治疗。这一特点在一个引起广泛关注的社会现象中表现更加明显：医生见死不救不仅受社会一致的谴责，还要受到自我良心的责备；如果有人饿死在饭店门口，人们感叹的只是社会冷漠无情，无人为此负具体道德责任。

由于医学为人类生命负责，导出医学行业有更严格的、绝对的道德规范。但是从社会分工的意义上讲，绝对道德标准赋予医务人员的社会责任，超出他们的能力范围，因为医学活动必然需要时间、精力、物资、金钱，这类消耗必须通过某种社会机制得到补充，才能维持医学活动的良性循环。因此，要较好地实现医学道德目标，需要全社会共同承担责任，需要树立大卫生观，需要全社会共同的行动。对医学的绝对道德特性的正确理解应该包括两方面：一是医务人员绝对有义务救助病人。二是医学活动的消耗绝对有相应的社会保障，否则绝对道德规范将得不到有效遵守。

第二节　四种医学模式

在人类医学发展历史上，医学从来就处于不断发展变化的过程中。目前通用的医学理论及其技术，是近现代科技革命的结果，是人类知识和技术进入科学阶段的结晶。从整体看，医学的发展，大体经历了古代巫术医学、古代经验与哲学思辨医学、近代科学医学和现代科学医学四个阶段[①]。

一、巫术与宗教医学

（一）医巫同源

关于医学的起源，有一种相对一致的观念是医巫同源，即人类的第一个文化巫文化，是后来的多样性文化的共同起源。巫文化后来逐渐分化，发展成为风俗

---

① 严金海等. 医务人员行医行为规范体系研究. 广州：中山大学出版社，2011：28-36.

习惯、宗教迷信、科学技术等不同的专门知识与技术领域。在最早期的医学活动中，人类祖先对医学活动的最基本的理解属于巫术的范畴，无论是疾病的起源解释，还是疾病的预防与治疗，都是在巫术观念的指导下进行的。

对于巫术观念与行为，现代来看，明显是错误的、荒谬的，但在人类社会早期，却是人类走出自然世界，跨出的与动物分野的最重要一步。同时，在巫术观念中，假设自然现象背后存在着某种可认识与控制的规律，为科学技术的发展奠定了基础。

在人类社会的早期，人类控制和改造自然的力量十分低下，经验和迷信总是交织在一起。这个时期，人们最不理解的现象之一，是人类自身的心理活动。基于自我经验，古人抽象出一个共同结论，认为人有某种可以脱离肉体、单独存在的灵魂。古人还将这种观念投射到自然界的万事万物，认为动物、植物、山川河海、日月星辰等，都和人类一样，也有某种独立存在的神灵。以这一观念为基础，人类的第一个文化——巫术文化出现了。在现代，巫术并没有完全消失，在某些人群、某些地区、某些文化中，还发挥着或重或轻的影响力。

（二）巫术医学的结构

巫术医学观念包括四个方面：一是人类身、心二分，即人存在着相互独立的肉体与灵魂的二元结构。二是万物有灵，即世界上的每一种事物背后，都存在着看不见的神灵。这是一种自然世界与超自然世界共存的二元世界结构观念。人类生活的世界为自然世界，神灵生活的世界不能为我们所感知但却存在，为超自然世界。这种观念，是将人的身心二分投射到自然万物的结果，即将万物拟人化。三是万物相通，即世界上的万事万物之间存在着密切的联系。在巫术的世界中，这种联系并不是通过具体的实物之间的相互作用实现的，而是通过万事万物背后的神灵之间的联系实现的。实物之间相互区别，但神灵之间则另当别论。它们之间存在着我们看不见的密切联系。四是巫术通灵，即人间的巫师可以通过特定的方法与神灵沟通，表达和实现人类的愿望与乞求。巫术是巫师使用的技术的简称。在使用巫术的过程中，巫师是关键性人物，具有半神半人的特殊性。巫师通过特定的仪式和词语，与超自然的神灵沟通，表达人类的愿望和要求，并与神灵实现某种交换，实现控制自然世界的目的。

巫术指导下建立的医学，虽然包括了人类应对疾病的经验，但是在对疾病进行解释和应对时，有其不同于现代医学的突出特点：一是关于疾病的起因，从神灵方面而不是自然方面予以理解，如认为疾病是个体自身灵魂失落的结果，或是那些邪恶的神灵侵入人体的结果，或者是善良神灵对人类不尊敬行为实行惩处的结果。如关于传染性疾病的起因，中国古代有瘟神一说。欧洲古代文化中，将疾病归结为巫婆的陷害。二是关于疾病的治疗，认为应该采取巫术的方式，通过巫师召回失落的灵魂，或请求善良的神灵的原谅，或直接驱赶邪恶神灵离开身体，或请求善良的神灵帮助人战胜、驱赶邪恶的神灵。在巫术时代，巫师主持的巫术仪式是疾病预防治疗的标准模式。

从实际情况看，巫师在举行巫术仪式的同时，有可能还给予患者一些经验性的治疗措施，并肯定施加了心理影响力予以患者与家属，改善或改变了当事人的心理状态。

（三）对巫术医学的评价

对巫术医学模式的评价，应该取客观的态度。从现代科学技术发展的水平看，巫术医学观及其指导下的主流应对措施是错误的，对疾病的治疗方法是无效的，有时还是有害的。但是巫术医学观念及其指导下的人类自救行为，又是人类与动物相区别的典型标志。在科学技术发达的今天，仍然坚持巫术医学观念与行为是落后的表现。但在缺乏有效诊断和治疗手段的特殊情况下，巫术医学观指导下的特殊仪式活动不仅有可能减轻病人心灵的痛苦，有时还通过心理作用产生神奇的效果。巫术治疗过程的另一效果是可以使病人的家属摆脱无能为力的消极痛苦感受。

（四）宗教医学

与巫术医学模式具有类似特征的是宗教医学观。与巫术类似，宗教对疾病发生原因的解释是：疾病是神灵的惩罚，或者是前世的报应，总之与超自然相关。在对疾病的应对态度方面，宗教比巫术要消极，取完全忍耐接受的态度，一般不取主动治疗的行动。但是宗教组织为了吸引人，往往表现出对人类现世疾病痛苦的关心，也发展出多种方法帮助人们解除心身痛苦。如在西藏地区，传统的藏医药知识和技术体系，由僧侣掌握与实施。在这些方法中，与巫术一样，除了借助经验医学的方法之外，借助于神灵的力量总是必不可少的内容与步骤。在宗教指导下的对付疾病痛苦的标准方法是祈祷，将希望寄托在神灵，乞求神灵的帮助，以减轻个体肉体和心灵的痛苦。

　　从观念、内容、方法上看，宗教与巫术、牧师与巫师虽然都以唯心主义的方式，以强烈的形式将人类摆脱疾病苦难的欲求直接表达出来，但二者还是存在着明显的区别：在巫术中，巫师通过献祭等仪式作为交换条件，直接要求神灵在此时此刻显灵，关注此生需要的满足与苦痛的消除；宗教则不乞求此生得到什么，而是寄希望于来世的幸福与快乐。这是宗教文化比巫术文化更能被人接受的心理原因。因为直接、现实的期望，除非巧合，绝大多数情况下会落空。所以，巫术往往面临乞求失败的尴尬局面。与此不同，宗教则将幸福、无痛苦的生活寄托在来世，希望以此生的苦难经历，换取来世的幸福安宁。在宗教中，疾病现象通过合理化的方式，得到了解释与理解。从心理层面看，当我们对疾病现象的知识与控制技术有限时，宗教将不能认识与控制归结为超越人类能力范围的超自然世界，是一种帮助我们接受现实世界不能控制一面的有效方式。此时，我们不会因认识和控制的企图失败，而陷入心理焦虑状态，而是平静地接受疾病现象，面对疾病和死亡，在疾病伴随下心平气和地生活。更进一步，还将疾病看成是此生与来世的一种交换，即此生的苦难可以换取来生的幸福。当确实无能为力时，这一自我欺骗性的心理过程能实现平衡心态的目的。

　　对宗教医学观念与行为的评价，与巫术医学观念和行为一样，是随着时代发展应该被放弃的医学文化形式。其医学技术标准是一种纯粹主观的、虚假的标准，应被新的标准所取代。

二、朴素经验医学

（一）医学经验与自然哲学

　　在医学发展的历史上，伴随着经验的神灵医学，经历人类知识和技术积累之后必然的发展结果，是经验医学的兴起。同理，与神灵主义相对的唯物主义医学观念是自然哲学的朴素医学观念。属于自然哲学的朴素医学观念是在神灵医学基础上发展起来的，并在自然哲学指导下形成的经验医学体系的哲学概括。

　　古人在与疾病作斗争的过程中，逐渐发现并积累了一些有效的治疗和预防疾病的经验方法，通过长辈、族长、巫师等智者，一代一代地积累传承，为人类的生存繁衍贡献力量。医学经验积累到一定阶段，为了将经验统一成为一个整体，也为了更好地理解、解释、传授和进一步发展经验医学知识体系，在医学经验和其他活动经验的基础上，人类创立出自然哲学思想，并逐渐形成体系，将医学经验知识，以及人类其他方面的知识统一起来。

在自然哲学知识体系中，神灵失去了位置，一切现象都被认为是自然的，有其发生的自然原因与自然的发展过程，再不承认有超自然的神灵在操纵着这个世界。自然哲学的基本特征包括：一是世界是物质的思想，但将世界归结为某种具体的物质形态，如水、火、气等。自然现象及其变化是物质世界运动变化活动的结果。在疾病原因方面，自然哲学认为是自然的因素，如风、湿等自然因素导致疾病。二是事物分类的思想。在自然哲学观念中，万事万物被大致地分为几类。事物因为某种相似性，被归为同类，或因为差异性，归为不同的类。疾病现象的多样性与差异性，可以用分类之后的类别差异加以解释。三是各类事物之间存在着密切的联系，但古人对事物之间具体的联系方式并不清楚，而是以猜测的、假想的联系代替实际的关系。如中国古代的五行思想就认为世界的所有事物可以分为金、木、水、火、土五类，五类之间存在着相生相克和相乘相侮的复杂关系。古希腊医学的四元素说、古印度的四大说，与中国的五行思想是类似的世界分类体系。源于古希腊医学四元素的人体四种体液理论，至今仍然在心理学中，以人格的四种类型理论的方式顽强地存在着并产生影响。从内容看，人格的四体液理论就是古希腊四元素思想的现代版本。

（二）自然哲学框架下的医学理论结构

自然哲学的医学观念的核心内容是：人体的生理病理现象不是孤立的事件，而是致病因素与身体素质、饮食营养、个性性格、生活方式、自然条件、社会环境等因素综合作用的结果。因此，在疾病的诊断、治疗和预防过程中，综合地考虑多种因素的影响与复杂关系是必须的和重要的。古代的医生，按照理想的标准，应该同时是一位精通多种知识体系的智者。

由于整体科学技术水平的限制，尤其是缺乏精密的仪器设备，经验医学体系对人体和疾病的认识层次不深，许多理论概念只是主观臆测的产物，虽然包含和传承了大量的医学经验，但整个理论体系经不起实践的检验。著名的自然哲学医学观念有中国的中医和藏医、古希腊医学、古印度医学等传统医学理论。因为历史际遇的不同，其中有些仍然流传，有些则消失在历史长河中。

朴素医学的医学技术标准是符合其哲学理论的处理方法。如中医认为某种疾病属于热病，那么消除、抵消热就是标准治疗方法。古希腊认为疾病属于四种体液比例失调，那么采取措施，比如发汗、放血、泻下的措施，以恢复体液之间的比例协调就是标准治疗方法。

（三）对朴素医学的评价

古代医学的共同特点：一是积累了大量的经验技术，如动植物药物、针灸、简单手术器械等；二是发现并记载了大量的人体生理病理现象，为近代医学的发展奠定了事实基础；三是发现了某些现代医学技术的雏形，如预防天花的人痘术；四是其理论概念及其体系的建立，基于人类的直觉假定，是一种哲学抽象思维的结果。这与现代医学概念的确定性有根本性区别。这一特点直接导致古代经验医学理论的多样性。回顾医学史，将发现不同的民族都创立了属于自己民族的、有独特文化痕迹的、相互之间不可通约的医学理论体系，如中医、藏医、古希腊医学、古印度医学、阿拉伯医学等。处于这一阶段的医学，其标准，从现代的角度看，民族与文化的痕迹过强，可靠性值得怀疑与重新核实。

从现代医学的角度很容易发现古老医学体系的漏洞，也很容易发现古代圣贤的错误。但是这些古老的医学知识体系，不仅保存了大量有效的医学经验，为人类的繁衍做出过重大的贡献，而且也是新的医学知识体系发展的基础，为后人的进步搭起了阶梯。

在自然哲学的医学模式中，人的心和身都被关注，二者的关系也受到重视；但是由于对细节认识不清楚，心身医学未能够建立起来，有关现象湮没在对疾病现象笼统的记载之中。不过，由于对患者心理感受的关注，自然医学在诊疗活动中显得特别有人情味。

三、机械医学

（一）科学与机械医学的兴起

医学活动正式成为一个科学门类，与近代西方自然科学的崛起存在着密不可分的关系。欧洲经历了中世纪千余年的严格神学统治之后，随着资本主义生产方式的兴起，在思想领域发生了著名的文艺复兴运动。文艺复兴运动的方向是回复到古希腊、古罗马时代关注自然和人自身的文化传统，摆脱封建神学关注来生来世的消极生活态度。这场运动的结果是，在科学领域，既确立了实验方法的地位，又促进了现代意义上的科学技术的萌芽。在力学、天文学等自然科学进步的推动下，由力学发展概括出来的机械唯物主义自然观，成为近现代医学发展的指导思想。

（二）近代医学知识体系的结构

机械唯物主义自然观的基本观念：一是世界是一部机器，即客观世界的结构、运行过程、运动机制、运行规律，都可以用人造的机器进行类比。二是线性因果关系，即构成世界机器的各个部分之间是以线性因果关系的方式相互作用。原因和结果相关联，作用力与作用结果成比例关系，作用的力量越大，结果就越明显。三是还原论，即认识机器世界的方法是通过分析解剖的方法，将整体的机器还原为基本的组成部分。还原论认为，要认识整个世界，只需要认识构成世界的各个部分就足够了。从方法上讲，与还原论一致的是分析的方法。四是决定论，即由部分通过线形因果关系构成的世界，其过去和未来都可以完全计算出来，世界从一开始就已经被决定，事物运动变化发展的轨迹是既定的，既不可能有新东西的产生，也不可能有旧事物的消亡。

机械唯物主义自然观对近现代医学发展产生着重大影响，法国学者朱利安·奥弗鲁瓦·德拉梅特里（Julien Offroy De La Mettrie，1709～1751年）的《人是机器》一书，是这种思想影响的典型代表。在 300 年左右的历史进程中，近现代医学取得了巨大的成果与成功：一是将人体视为机器，广泛采取分析解剖的方法认识医学研究对象，应用物理学、化学、生物学的研究成果，深入研究人体的生理病理现象，创立出生物医学体系，并取得的巨大的进步。人类对自身的认识从整体深入到系统、器官、组织、细胞、亚细胞和分子水平。二是采用因果分析的方法，追寻疾病发生发展的原因。对外部致病原的认识深入到细菌、病毒层次，并创造出有针对性的治疗与预防方法，致力于战胜传染病；对内部致病源的认识深入到组织、细胞、生物大分子和遗传基因的水平。三是发现和制造出许多有效的疾病治疗和预防方法，使人类在与疾病、尤其是与传染性疾病作斗争的态势中第一次取得明显的优势和主动权。例如，20 世纪初期，主要的死亡原因是传染病，死亡率为 580/100000；但到 20 世纪后期，在大多数国家，传染病的死亡率降到 30/100000 以下。天花等烈性传染病被完全消灭。高血压、糖尿病等内源性疾病也能够得到有效的控制。基于精细解剖知识的外科手术取得长足的进步，治愈了许多局限性疾病。

（三）对机械医学的评价

近代医学技术有其自身的特点。从 15 世纪末到 19 世纪中叶，是近代医学技术发展的时期。由于这一时期主要是基础医学的建立与发展，医学技术的进步，突出地表现为观察、实验技术的发明与改进。其中，以安德烈亚斯·维萨里（Andreas Vesaliua，1514～1564 年）为代表的解剖观察技术、以哈维为代表的生理学实验技术和操作方法，对近代医学技术的发展具有决定性意义。这一时期，许多重要的医学仪器被创造性的发明出来，如显微镜、温度计、血压计、听诊器、麻醉药物、外科手术器械等。

近代医学技术水平较古代有很大的提高，但临床医疗技术的进步主要表现在诊断方面，治疗技术没有明显的改观。近代医学技术的发展有以下特点：一是医学科学与医学技术的联系不紧，具体表现在医学科学知识的进步与实际应用方面存在着较大的差距。二是医学技术的发明，主要依靠经验和机遇，并且正是由于对医学技术的总结、研究、应用，推动了医学整体上的发展。麻醉技术的发明与应用就是如此。

进入这一阶段之后，不同民族、不同文化的医学走向统一。虽然允许不同的人对疾病原因、治疗预防方法，有不同的见解，但是医学界已经形成了处理分歧的一致方法，那就是采取试验与实验的方式，确认不同见解之间的对错真假问题。

随着医学的进一步发展，生物医学观念的不足之处也不断地暴露出来。分析解剖的方法，只能认识到人体具有机械特性的那部分规律性，而不能准确把握人体整体性的内容与规律。如单一病因观念难以解释以下现象：不同的人在面对同样的致病因素时，发病与不发病、病情轻与病情重存在显著差异。将人视为机器，采用分析解剖的认识方法，其结果是对心和身的细节认识不可谓不精致，但由于人不是一部简单的机器，具有机械所不具有的复杂性，心与身的复杂关系在机械医学观中缺少应有的位置。

上述问题，在近现代医学发展到相当程度之后，其消极影响才开始暴露出来。在此之前，采用这种观念指导对人体确实具有的机械特性的认识，取得了丰硕的成果，而且我们今天仍然继续享受着这些成果。

四、系统医学

（一）系统医学观

系统医学观，又称为生物-心理-社会医学模式。新观念的提出不是简单地对机械医学观的否定，恰恰相反，只有在机械医学观指导下的医学研究活动取得大量研究成果基础上，新的医学思想与模式才有发展完善的可能。

1948年，世界卫生组织提出健康新概念，即"健康是一种在身体上、精神上和社会上的完美状态，而不仅仅是没有疾病和衰弱状态"。世界卫生组织关于健康的新定义，就已经从生物、心理和社会三个方面考察健康现象。美国罗彻斯特大学医学院精神病学教授恩格尔（G. L. Engel），1977年在《科学》上发表《需要新的医学模式：对生物医学的挑战》一文，在批判机械医学观局限性的基础上，正式从理论上提出的生物-心理-社会医学模式，实现了医学视野的扩展，为基于生物医学的整体医学奠定了框架，为人的整体现象的研究与干预提供了思路。

（二）系统理论框架下的医学理论结构

与传统的机械医学观不同，系统医学观的哲学前提是系统论、整体论。因此认识生物-心理-社会医学模式之前，有必要认识系统哲学思想。与机械论不同，系统论对世界的基本看法如下：一是世界是一个系统，即构成世界的各个部分之间存在着复杂的关系。在系统论的语言中，部分固然重要，部分之间的关系、结构同样重要。相比较而言，部分之间的结构是导致事物多样性、复杂性的根本原因。二是非线性因果关系，即构成系统的各个部分之间的相互作用存在着特殊的非线性机制。在非线性机制中，作用力与结果不是比例关系。小作用力可能引起大结果，大作用力可能不产生结果。三是结构分析的研究方法，即认识系统，不仅要认识其组成部分，更要认识各部分之间的关系和结构。四是非决定论思想，即系统的运动，既受其过去状态的影响，也受未来偶然因素的影响，其运动发展方向具有不可预测性的特点。

与生物医学模式相比，生物-心理-社会医学模式对人、健康、疾病现象、疾病的治疗，有其独特的看法：一是人是一个多层次、多结构系统，同时又处于自然和社会大环境中。人的正常功能的发挥，即健康状态，不仅取决于其组成部分的正常，还取决于各个部分之间结构关系的正常，取决于自然和社会环境因素。这种思想为解释人的心理现象和个体差异寻找到新的思路。二是人的健康与疾病状态，不由单一因素决定。致病因素、遗传、营养、身心状态、家庭与社会、自然环境等都对健康状态产生着影响。那种过分致力于追寻单一致病原因的机械观念与方法，被综合观念与方法取代。三是在医学研究过程中，既要继续关注人体的局部与机械特性，又要关注整体结构以及由其决定的功能。四是疾病的治疗与预防应该采取多元化的方法。既然疾病的发生原因是复杂多样的，那么预防与治疗的手段就应该是多方面的。从实际效果看，综合方法比单一方法有更好的结果。

（三）对系统医学的评价

现代医学技术的发展呈现出新的特点：一是医学科学与医学技术呈现一体化发展趋势。现代医学技术的发展再也不能仅靠经验与运气，而必须建立在相应的理论基础之上；反过来，有理论作基础的技术又能够为理论知识的进步提供强有力的支持。二是技术发明与应用的周期显著缩短。专业人士之间的信息交流非常密切，直接导致技术发明的推广运用速度加快。三是医学技术呈现出高技术的特色。现代科学技术领域中的尖端项目，都能够迅速移植到医学研究与运用领域，转化为医学技术，为患者和研究者服务。

系统医学观的提出与完善，既是现代医学科学技术发展的结果，也是脱胎于现代科学技术的系统哲学观念指导医学研究的结果。从生物、心理、社会三个角度，建立更系统的医学科学知识和技术体系，已经成为现代医学发展的基本方向与要求。进入 20 世纪后，医学技术发生了重大变化，进入了以医学科学和其他自然科学为基础的医学技术发展时期。现代医学技术正随着新技术革命不断向信息化、自动化方向发展，为人们提供了更多的认识疾病的技术手段，并为诊治疾病开辟了新的途径。

第三节　医学进步的历史进程

现代的医学科学不是短时间内形成的，而是经历了长期的知识和技术的积累过程。认识这一过程，对准确认识和理解现代医学科学和技术，具有重要意义。

美国科学哲学家和科技史家托马斯·塞缪尔·库恩（Thomas Samuel Kuhn，1922～1966 年）于 1962 年出版了他的代表作《科学革命的结构》一书，提出一种新的科学发展模式：前科学时期—常规科学时期—反常和危机时期—科学革命时期—新常规科学时期。他认为科学发展的实际过程是一个进化与革命、积累与飞跃不断交替的过程。库恩的工作是针对整个科学发展而言的，将其思想引入医学科学领域，对揭示医学科学的发展形式与规律具有启发性。

从历史发展的角度看，医学科学发展的基本形式有两种：突变形式的科学革命和渐进形式的常规科学。医学从产生起到现代医学止，大致经历了两次典型的科学革命过程和三个常规科学发展阶段①。

一、古代常规医学科学

在世界的文明古国中，都形成了带有文化、地域特色的古代医学科学理论。如古埃及的纸草书医学、古巴比伦的泥板书医学。古代医学中发展较成熟、形成系统理论的医学有古希腊、古罗马医学和中国医学。古希腊医学以希波克拉底为代表，他用"四体液"学说解释人体健康与疾病，并关注病人的整体情况，提出医学伦理规范，对后世的影响较大。古罗马医学以盖伦为代表，他解剖了许多动物，并把结果引申到人体之中，进行生理实验，开创解剖学和实验生理学的研究，对后世影响较大。但盖伦虔诚于神学，以三位一体的神学观建构医学理论框架，对其医学理论和后世产生了消极影响。中医以《黄帝内经》等四大经典的问世为成熟标志，经历了近2000年的发展，至今仍在一定范围内指导着临床实践。中医理论把人与自然万物纳入气与阴阳五行的理论结构框架和分类体系之中，用自然的原因解释人体生理病理现象，包容了众多的临床经验和技术，为人类健康做出了巨大贡献。

古代医学的共同之处有以下几方面：一是对医学活动对象的认识局限在整体层次上，对内在细节和机理认识不精，所以理论中有许多猜测臆想成分；二是关注病人的整体情况，既关注病人的症状、体征，又关注病人的心理感受和社会状态，是现代新医学模式的最原始表述；三是医学理论与医学技术分离，理论对技术的指导作用小，医学技术主要依靠实践经验积累。故有人把古代医学称为经验医学。

古代医学科学的常规发展阶段，表现为其整体直观联系的观念与方法渗透到医学研究的各个领域。以中医为例，在战国至西汉时期成书的《黄帝内经》，创立了以气为核心、以阴阳五行为框架的医学理论系统，以解释人体的健康状态，解释疾病发生发展的原因、机理与预后，解释有效的疾病预防、治疗经验。张仲景在这一理论框架指导下撰著《伤寒杂病论》，创立了中医临床学科。《神农本草经》以同样的理论框架创立了药物学。其后的中医发展沿用相同或类似的理论框架归纳实践经验。明清时代传染病流行，中医最新的学派——温病学的理论背景还是

---

① 严金海. 医学科学的常规发展与革命. 山东医科大学学报（社会科学版），1997，（3）：16-18.

气论和阴阳五行观念。今天，还有人设想把西药按中药的框架重新划分，纳入中医药理论范畴内指导应用。对中医而言，它自产生以来并没有发生革命性变化。

二、近代医学科学革命与近代常规医学科学

第一次医学科学革命发生在欧洲的文艺复兴时期，即医学科学由经验医学向实验医学的转化。文艺复兴运动带给科学界的礼物有两点：一是理性，二是观察、实验方法。二者的结合催生了近代科学。在这样的大环境中，医学和其他科学一样，发生了质的飞跃，从经验医学过渡到实验医学。这次医学科学革命的标志是直观整体观念转化为分析解剖观念，导致分门别类研究的深入发展，奠定了近代医学发展的基础。

近代医学的常规发展阶段表现为，分析的观念与方法渗透到医学研究的各个领域，建立起学科体系。以西医为例，自维萨里之后，人们用分析、解剖的眼光，以观察和实验为具体手段，创立了解剖学、生理学、病理学、药理学、诊断学、遗传学、传染病学。在对疾病病因的认识上，人们经过数百年研究，创立了多种特异性病因理论，包括局部组织细胞结构改变、内分泌特异性改变、特异性微生物感染、遗传基因异常、营养成分缺乏等。这些特异性病因学说，对于阐明人类疾病的原因、寻找特异性治疗手段非常重要。这些研究使人类对传染性疾病、代谢性疾病、营养缺乏性疾病、遗传性疾病的认识有了长足的进步，并寻找特异性的药物和治疗手段解除疾病痛苦。这次革命及其后的常规科学发展的结果，就是医学各学科的建立与发展。近代常规医学的发展主要表现在以下四方面。

（1）基础医学学科纷纷建立

维萨里的《人体的构造》一书的发表，奠定了人体解剖学的基础，哈维的《心脏与血液运动》一书，确立了生理学的科学地位。莫干尼（G. B. Morgagni，1682～1771 年）的《解剖学家所阐明的疾病的定位和原因》一书，创立了器官病理学，毕夏（Bithat，1771～1802 年）、马蒂亚斯·雅各布·施莱登（Matthias Jakob Schleiden，1804～1881 年）和特奥多尔·施旺（Theodor Schwann，1810～1882 年）进一步创立了组织和细胞病理学，巴斯德应用显微镜和大量的实验室研究，开创了医学的细菌学时代，并奠定免疫学基础。现代医学中的基础医学学科的相当部分，是在这一时期创立和发展起来的。

（2）临床医学学科相对发展

在基础医学发展的基础上，临床医学的症状学、诊断学得到长足的进步，对

疾病的认识深入到人体内部，有助于疾病诊断和鉴别诊断。诊断学的发展尤其值得一提的是许多诊断技术和方法的发明，建立起较系统的物理和化学诊断方法体系。在治疗学方面，药理学和药物化学逐步发展成独立学科，提纯了奎宁、阿司匹林等药物，制造出氧化亚氮、乙醚等麻醉药物。

（3）预防医学学科诞生

预防医学是医学的重要分支学科，它是探讨人群疾病和健康现象发生发展及其防范措施规律的一门科学。预防医学的思想起源很早，但直到17、18世纪，流行病学、劳动卫生学、职业病学、环境卫生学、食品卫生学等研究课题才被正式系统地提出和加以研究，为现代预防医学的真正建立打下了基础。

（4）护理学自成体系

护理工作是临床医疗工作的重要组成部分，而探讨临床护理工作一般规律的理论体系称为护理学。疾病治疗必然伴随护理活动，但将其理论化、体系化则是18世纪之后的事，其代表人物是南丁格尔（F. Nightingle，1820～1910年）。

近代医学在发展过程中表现出其固有的特点：

其一，坚持以观察和实验的方法来认识生命现象。近代医学这一方法上的进步，摆脱了古代医学的直观猜测思辨特点，把医学科学建立在牢固的科学基础之上。其二，将认识对象分门别类、相对独立地加以研究。对客观世界分门别类加以研究是整个近代自然科学的特点，近代医学也脱不了这一窠臼。这一特点对近代医学的发展来说是十分必要的，并在数百年间促进了近代医学的巨大进步。但是这种认识方式具有明显的机械论、还原论倾向，把复杂对象简单化，把运动过程静止化，把形态结构绝对化，人为地割裂了生命过程中局部与整体、形态与功能、运动与平衡、内环境与外环境等客观存在的相互联系着的诸方面；因此，在进一步发展过程中，其形而上学的传统被逐步突破，促使现代医学在理论和实践上向辩证思维转变。

三、现代医学科学革命和现代常规医学科学

近代医学充分发展的结果是充分暴露出自身的不足。特异性病因学说不能解释群体暴露在相同危险因素面前时，为什么有人发病、有人不发病，有人病轻、有人病重。这是近代医学背景理论与方法面临的反常和危机，其结果是导致第二次医学科学革命的发生。

第二次医学科学革命发生在20世纪，即医学科学由实验医学向整体医学的

转化。实验医学分门别类研究，弄清了细节，但失去了整体，导致医学思维的片面、僵化。整体医学是在继承实验医学内容的同时，将实验医学科学知识还原到研究对象特有的整体联系中去，用系统的观念来理解、把握通过分门别类研究得到的成果。从过程看，第二次医学科学革命从 20 世纪 30～40 年代开始，至今仍未结束，在医学的许多领域，仍沉浸在单纯的分析研究的氛围中，缺乏把细节和全部、部分与整体、静止与运动、结构与功能联系起来综合考虑的观念。这次革命的彻底完成，有赖于医学及医学社会科学的发展与普及，以及整个医学界观念与行为模式的转变。

　　20 世纪以来，医学发展进入现代医学发展阶段。现代医学的研究范围已非常广泛，从胚胎的形成到生命的结束，从健康到疾病，从一般环境到海洋、太空特殊环境，从生物分子到人体、人群和生态环境，从人体结构到人的精神意志活动等，都成为现代医学研究对象。现代医学已建立系统、全面的知识体系，重视科学技术新成果的应用，力图从更深的层次揭示各种疾病发生、发展及其转归的机理，并从中引出有效的根治办法。同时大力探讨防治疾病的综合措施和身心保健的新途径，重视心理因素和社会因素对疾病的发生发展及其在预防治疗方面的重要作用。现代医学把特异性病因学说和人体各部分之间、人与环境之间的整体联系结合起来，阐明疾病发生的原因是多种因素整合综合作用的结果，特异性病因只是启动因子而并非唯一决定因素。从总体上看，现代医学具有如下三个特征。

　　其一，现代医学与现代科学技术的关系更加密切。20 世纪以来，现代科学技术无论从广度和深度而言，都取得了重大突破，现代医学正是借助现代科学技术的整体力量获得了巨大进步。随着化学、物理学、数学对生物学渗透，生物学发展到了定量生物学阶段，并使医学进入分子水平。这一发展趋势导致医学中的数学和技术科学学科发达，成为独立的学科系列。另外，20 世纪 50 年代以后，以系统论、控制论、信息论为代表的横断学科对医学的渗透，开拓了现代医学研究的新领域，解决了实验、诊断、治疗、预防中的一些重大问题，并对旧的医学观念产生冲击和影响。目前，医学的技术手段正向高度自动化、快速、准确、无损伤、操作简单及一机多用的方向发展。与横断科学技术的结合，导致了医学工程技术学科的出现。

　　其二，现代医学研究向微观深入和向宏观扩展。医学在现代自然科学和工程技术的基础上，正向微观和宏观两个方面迅速发展。向微观的深入，既是借助科学技术提供的技术条件向亚细胞、分子直至量子层次深入，又是向生命活动和疾病过程的内在机理深入。许多生命现象包括疾病的发生发展机理，需要从亚细胞、分子水平上进行追踪研究，才能揭示其内在规律。分子生物学的创立与发展是医学向微观深入的标志。

医学向宏观的扩展，是现代医学发展的又一方向，反映社会发展的要求。作为医学研究和服务对象的人，既与自然环境密不可分，也与社会环境密不可分。因此，现代医学把健康和疾病问题放在自然生态环境和社会文化环境中加以考察，建立了心身医学、社会医学等新学科，从更广阔的角度认识人类生命现象。

其三，现代医学呈现整体发展、综合研究的趋势。在近代医学发展基础上，现代医学出现了整体发展、综合研究的趋势。近代医学注重分析研究，表现为学科分化的逐渐精细，出现了许多分支学科。但是单纯的分析方法不能全面把握研究对象的全部，所以现代医学同时采用整体的系统研究，把简化的问题重新置于复杂的背景之中，把静止的图像纳入运动过程之中，把绝对的结论放入相对的环境之中。现代医学的这一发展，促使人们逐步揭示了人体不同层次和不同方面的运动过程和相互关系，推动人们对生命活动本质的理解，并从根本上改变了人们的医学观念，促使医学模式转化，为医学活动提供了一种全新的辩证思维的认识角度。

现代医学的综合发展还表现在医学社会科学的建立发展方面。现代医学从社会科学的角度对医学进行整体考察，建立起医学社会人文科学知识体系，如研究医学历史的医学史，研究医学观念和思维的医学哲学和医学逻辑学，研究医学活动中人与人之间行为规范和道德标准的医学伦理学等。这方面研究是医学研究的整体化的又一表现，这类研究有助于医学事业的健康发展。

第三章 中医西医概念分析

概念是人们认识和掌握自然现象之网的纽带，医学及对医学的哲学反思都是如此。随着实践和认识的发展，描述自然现象与规律的概念处于运动、变化、发展之中。概念的发展包括对原有概念的递加累进，对新旧概念的更替变革，其结果都会引发人们对事物的理解方式、感受方式、认知方法乃至价值判断、意义探寻的重新思考。为了正确理解、使用概念，有必要对相应的概念进行界定，以便有清晰的讨论对象与范围，避免因对同一词语理解与阐释的差异，导致无谓的争辩。

"中医"是我国医学界最常使用的基础概念之一，其英文表述为 Traditional Chinese Medicine，意为中国传统医学。但在汉语表述中，"中医"一般与"西医"并列。"西医"的英文为 Medicine。从逻辑上看，中医、西医所研究的对象、需要解决的问题相同，都是人类的健康问题。按照理论是对客观世界描述的理解，中西医学理论的并列是一件令人迷惑但又是现实存在的科学哲学现象。与我国不同，在欧美等国家，西医被认为是主流医学，中医则是作为众多所谓的"补充或替代医学"（Complementary and Alternative Medicine）[①]的一类，与印度传统医学、美国传统整脊医学、欧洲传统顺势医学、美国印第安传统医学相并列。同列的还有其他疗法，包括身心平衡疗法如冥想等，植物性药物疗法如特殊营养疗法等，医疗按摩如形体锻炼和肢体运动疗法，推拿与治疗性按摩、体能疗法如气功等，生物电磁疗法等。不同的分类所反映的观念，其背后的假定存在着对中医理解的根本差异。

"中医"作为概念的历史要比它所指内容的历史短得多。该概念的出现与近代西方文化的强势传入直接相关。因此理解西医、中医概念的内涵与外延，理解、明确中医所指的内容的特殊性，才能有针对性地清晰论述相关问题。

---

① 左言富. 美国白宫补充替代医学政策委员会最终报告评介. 南京中医药大学学报，2005，（3）：195-198.

第一节　中医概念分析

一、中医概念的起源

（一）中医概念的三层含义

在一般的言语过程中，"中医"至少有三层不同的含义。一是指一类特定的医生。如"看中医，看西医"，或者"找中医看病"等词语中的"中医"，指用特定理论如气与阴阳五行解释健康和疾病现象，用特定的方法如望闻问切诊察疾病，用特定的手段如中药针灸等治疗疾病的医生。二是指这类医生所用的手段与方法的集合。如"采用中医治疗"词语中的中医，指特定的、区别于西医和其他治疗方法的手段与方法。三是指一种关于健康和疾病的理论体系，即中医医生采取诊断治疗背后的理论解释与方法体系。本书所讨论的问题，集中在"中医"概念的第三个层面。

与之相对应，"西医"概念也是如此。第二节中所用的"西医"一词，主要指其关于疾病与健康的理论解释方法体系。

（二）中医概念的缘起

中医是随着近代西方医学传入我国而创立的概念。在西方近代以解剖学和生理学为基础的医学传入之前，中国的医学仅称为医。医学是中国古代较发达的知识技术领域之一，被称为仁术，是封建士大夫们追求的人生目标之一，所谓"不为良相，便为良医"。《汉书艺文志·方技略》记载汉以前的医书有七部，称为医经；医生记载病人有关情况的笔记称为诊籍或医案；古代对一般医生的称谓是医工，为皇帝和宫廷官员治病的医生称为太医、御医；太医工作的地方称为太医署（唐）、太医局（宋）、太医院（清）；云游四方，靠一技之长治病谋生的医生称为走方医；古代还用医林专指医学界。可见在清代某个时期以前，中国的医学不冠以中字。

唐宋以后，中国医药知识传入中国的邻邦，传出的医学被冠以地域或民族的限定称呼。朝鲜、越南等国称从中国传入的医学为东医。17世纪初，朝鲜出版专门论述从中国传入医学的巨著《东医宝鉴》，现朝鲜设有专门的东医研究所。

越南设有东医研究院，并出版有《东医杂志》。日本称从中国传入的医学为汉医、汉方医学，现在全日本有汉方医师联盟，还出版《汉方之临床》《汉方医药》等专门杂志。

"中医"这一表述在清代才出现。据文献记载，清咸丰年间（1851 年），英国教会医生合信（B. Hobson，1816～1873 年）在中国出版医著《西医略论》，其中一章名为"中西医学论"，这一章是最早比较中西方医学的中文专著。文中提到"中土医学""中国医士""中土之医"等概念，与"西国医士""西医"等相提并论。合信用"中""西"地域限定把两种医学区别开来。以后的几十年，随着两种医学的比较和汇通活动的展开，为了区别广泛流行的中国传统医学和自外传入的西方医学，学界和业界逐步启用了"中医"这一名称，但并未定型或统一。例如，丁甘仁、谢利恒创办"上海中医专门学校"时称中医，1934 年陈逊斋创办"南京国医传习所"时称国医，著名中医孔伯华、施今墨所办中医学校称华北国医学院、北平国医学院。直到新中国成立前夕，个体开业的诊所有的称某某国医诊所，有的称某某中医诊所。统称为中医是 1949 年新中国成立以后的事，大致是为了区别于西医。在台湾地区和香港地区现仍沿用国医的称法。另还有旧医与新医、科学医学与封建医学等成对的概念以区别两种医学。

二、中医与中国医学、中国传统医学等概念的关系

如果认真分析可以发现，中医、国医或旧医等概念并不是中国医学或中国传统医学的简称。中国地域辽阔，民族众多，许多民族历史上都创造了灿烂的文化，包括各具民族特色的传统医学体系和卫生保健技术。如藏族医学、蒙古族医学、维吾尔族医学、朝鲜族医学、壮族医学和汉族医学等。8 世纪下半叶，著名藏医学家宇妥·元旦贡布游学了祖国内地和印度等地，考察学习汉族医学和印度医学经验和理论知识，经过数十年的实践与钻研，编著成《四部医典》（藏名《据悉》），创立了藏医独特的理论和实践体系。《四部医典》的内容，既受汉族医学理论的影响，也可以看到印度、希腊医学理论影响，其中主要是本民族医疗经验的总结，形成了独具特色的民族医学，保留了丰富的医疗经验和传统药物。现在西藏有藏医学院、藏医研究所和藏医医院。

在中华各民族创立的传统医药学中，尤以汉族医学的历史最为悠久，理论和实践经验最为丰富多彩，对中华民族的健康和繁衍的贡献最大，因而在中国近代医学科学交流中显示出突出的地位，获得中医、国医的称谓，代表中国传统医学

的最高水平。

从概念上看，中国医学、中国传统医学、中医有区别。中国医学指历史和现代的所有在中国国土上流行过和正在流行的医学体系，如各民族创立的中国传统医学，也包括新传入的西医。中国传统医学是指传统的中国医学，是在中国历史上产生的所有医学体系，如汉族医学和其他民族医学。传统医学与现代医学存在着传统和现代的差别，这种差别由它们代表的人类科学发展阶段和特有的文化背景所决定，表现为与现行的文化科学的不一致。

中医则仅指中国传统医学体系中的汉族医学体系，是对中华民族中汉族医学知识的简称。相对于中医，其他的少数民族医学则有其具体的称谓，如苗医、蒙医、朝鲜医、壮医、藏医等。实际上，中医仅指中华历史上出现的众多民族医学中的汉族医学[①]。

可见，中医概念是医学概念不断被限定的一个下位概念。医学概念是中国医学概念的上位概念，中国医学是中国传统医学的上位概念，中国传统医学是中医、藏医、蒙医等众多民族医学的上位概念。

中国医学与中医两概念，在历史发展的长河中，经历了从一开始含义的无差别到目前演变为种属关系的发展过程，中医最后被限定仅指汉族医学，中医的"中"字从原来的"中华""中西方"地域含义被限定在特定的含义之中。

出现这一演变的最根本原因，在于汉族医学本身较中国其他民族医学而言，是中华民族最主要的治病防病手段，在中西方文化交流中特别突出而获得特殊的地位。

三、中医概念确立的逻辑规则

医学发展、医学流派增多直接导致中医概念的确立。"中医学作为传统的中国医学，与现代医学是不同的一门医学。"[②] 确立的过程实际上是在实际应用中比较的过程，中医本身顽强的生命力是这一概念成为现实概念的根本原因。"中国传统的医学之所以成为一门独立的科学，正是由于它具有和现代医学完全不同的另一特殊的理论体系。"[③]

中医概念是按两条规则从医学概念中逐步限定推出的：

① 严金海. 中医概念分析. 医学与哲学，1999，（6）：7-9.

② 黄吉棠. 中医学导论. 广州：广东科技出版社，1981：1.

③ 郭成好. 医学史教程. 成都：四川科学技术出版社，1987：7.

第一，根据地域和民族的区别。在不同的地域和民族中，产生了不同流派的医学思想、医疗手段，在全世界范围内影响较大的有古希腊医学、阿拉伯医学、印度医学、中国传统的汉族医学等。它们对各地域各民族的繁衍与发展，对人类思想的进步做出了巨大的贡献。中医是古代中国人创立的够独立于世界医学之林的独特理论与实践体系。

第二，根据各种医学所体现的不同时代的文化科学思想。各地域的民族医学是在不同的历史时期创立完善的。古希腊医学以希波克拉底和盖伦为代表，体现古希腊文化发展水平；西医体现近现代欧洲的文化科学水平。中医理论体系的创立与完善自汉唐始至清代终，体现中国古代文化科学思想，是传统的、历史的产物。

第一个规则是表层易见的标准，第二个规则是深层且决定性的标准。民族性及其所代表的历史时代是中医概念不断精确限定的逻辑根据。

四、中医概念确立的科学根据

在理论上，不同的医学在认识对象和认识目的上应该相同，各种医学从本质上讲应该是同一的。医学的认识对象是人的生理病理现象，以及相关的检测控制手段。虽然由于人类认识的原因，医学存在着学派争论，但对象的同一性决定学术争论最终将统一到与客观相一致这一点上。医学的认识对象不存在中医与西医的差异。比如，在中国，如果有中国物理学、中国化学、中国社会学等相对于西方物理学、西方化学、西方社会学等概念，其中国二字的含义，比中医之"中"的含义简单，仅指地域差异或对象的特殊性而已。中医概念的确立不仅仅是因为地域，也绝不是中国人的生理病理与西方人的差异所致。

一般的自然科学以认识客观世界为目的，离功利目标较远。各门科学之间通过对自然界不同层次和方面的探索组成科学体系，系统地解答"为什么""是什么"的疑问，较少或不涉及"有什么用"的问题。

医学的认识目的是诊断、治疗、预防疾病和恢复、维护、增强健康。医学认识目的的特殊性决定医学与其他自然科学之间存在着某种差异。医学作为应用科学的分支，其特殊功利目标限定它的认识范围，科学体系中与医学特殊目的相联系的部分最终都属于医学范畴。医学的目的是科学是否纳入医学范畴的价值标准。医学研究与功利目的直接联系，决定医学的认识对象不是自然界的某个层次或某个方面，而是以医学内含的功利目的为中心的客观世界的各个层次与方面的相关部分。"医学的方法是综合的，医学是一个异质综合体，它利用其他任何科学的成就。"①

所以，在人类发展过程中，一方面，医学随着人类认识的进步而发展；另一方面，人类的生存欲望及面临的疾病威胁决定医学发展的特殊性，要求医学必须在它发展的每一阶段都创立相应的假说与理论，以概括已有的医学经验和认识成果，并把经验和成果在较广泛的人群中推广应用。所以对同一对象的认识目的虽然相同，但同一之中蕴含着差别。

中医是建立在中国古代医学经验基础之上的理论体系，是中华民族古文化时期的认识成果，是中国古代有效的医学手段的综合体。两种医学的差别是广泛和普遍的。中医理论中的经络学说、中药方剂学说是中医独有的，两种医学交流之前，西医从未涉及相应的经验事实，更没有建立有关理论以统一这些事实；中医缺乏精细的解剖知识，缺乏对药物化学成分及作用过程的实验研究，等等。二者在理论上存在着明显的差别。恽铁樵（1878～1938 年）认为中西医的不同之处在于理论的侧重面不一样。他认为"今日中西医皆立于同等之地位"。但是"西医之生理以解剖，《内经》之生理以气化""盖《内经》之五脏，非解剖之五脏，乃气化之五脏。故《内经》之所谓心病，非即西医所谓心病。西医之良者，能愈重病，中医治《内经》之精者，亦能愈重病，则殊途同归也"②。论中的《内经》是中医理论的代表性著作。恽先生的论点是颇有代表性的，认识到中西医的差别在于西医重视生理、解剖、细菌、病理和局部病灶的研究，中医重视"气化"整体功能的研究。

现在一般认为中医理论体系有两个基本特点：整体观念和辨证论治。这是中医理论体系独有的、区别于其他医学理论体系的特征。从内容上看，整体观念就是恽氏气化概念的直接扩展。

这一被广泛接受的观念，实际上是将中医与西医对比之后才揭示出的区别。在中国古代医学著作中，绝不缺少关于医学活动对象局部的描述与理论解释。历代医学著作中，一般都有从现代角度看很简略的解剖图，就是对局部的关注。脉象学中，三根手指所采取的脉象对应于人体的上中下部。舌苔与舌象也是如此。药物学中，质地轻的药物被认为对应于人体上部的疾病，质地重的药物被认为对应于身体下部的疾病。理论中的阴阳表里、经络走向，都离不开对局部的认识与概括。所以所谓整体观念只是相对而言，而且是古人因为人类总体认识水平的限

---

① 邱仁宗. 医学思维和方法——国外医学哲学论文选. 北京：人民卫生出版社，1985：34.

② 甄志亚. 中国医学史. 上海：上海科学技术出版社，1984：120.

制，不得不采取的一种变通方法。辨证论治也是如此，药物、方剂与相应的疾病症状体征相对应，是历代医家所遵循的基本规律，否则就不需要所谓的本草与方书。所谓辨证论治，只是强调应注意区别表面相似而本质相异的疾病现象而已。对此，西医所用词汇是诊断与鉴别诊断。

至于整体观念，现代西医理论体系之中近期从新的层次提出来，生物-心理-社会医学模式即是从整体上把握健康与疾病的观念。这种差别决定了西医在中国的传播不是像在西医起源的欧洲那样取代了它的前身，而表现为两种医学都得到社会认可。

有必要指出，从内容上看，西医是由关于研究对象不同层次、不同方面的学说组成的异质综合体。例如，西医学中的放射医学是物理学中的放射学在防病治病这一特殊领域的应用，专门研究医学上利用放射能过程中有关的理论和实践问题。按照中西医划分的逻辑，它应该是独立的体系，是与中医、西医并列的概念。但实际上是西医的种概念，是西医体系的一部分。

所以中西理论关注对象不同侧面的差别不是中西医两概念并列的根本原因。中西医学的差别还有更重要的时代文化根源。

五、中医与西方古代医学的同质性

（一）中医的古代文化特质

中医所指称的理论体系与整个中国古代的文化传统相一致，中国古代科学中唯一完整保存至今的中医是中国古文化的典型代表。"人是自然与社会的中介，因此，医学对人的生理与病理的认识，就不仅仅是医疗技术，而且包含了人对自然与人类自身的认识水平与认识方式，因而特别鲜明地反映出本民族的文化传统。"[①]中医反映的民族文化又有什么样的特征呢？"中医学虽然以人体为对象，但是它把人体看作是自然界整体的一部分，它不是孤立地研究人体，而是把人体放在自然界整体运动和广泛的动态平衡之中来进行研究。因此，中医学并不是单纯关于人体的学问，它综合运用了与人体有关的各门自然科学知识。实际上在中医学的生理、病理、诊断、治疗、药物等每一部分理论中，处处都渗透着古代人们对天文、历算、地理、气象、物理、心理及哲学的理解。从《内经》即可看出，天文、历算、气象、哲学等学科，是当时每一个医生所必须学习和掌握的专业知识，决不是可有

---

① 冯天喻. 中国古文化的奥秘. 武汉：湖北人民出版社，1987：92.

可无的。"① 可见，与西医相比，中医产生于一种历史文化环境中。历史文化环境决定了中医研究的基本思想、思维方式和认知模式。

（二）古代医学理论的同质性

中医的研究传统是一种历史传统。这种传统也见于古希腊、古印度医学等其他古代医学体系。此处试举希波克拉底的四体液医学理论为例。

1. 四元素说

古希腊的先驱们，与中国的先人一样，需要理解世界的本质②。米利都学派的先哲们，根据形象经验，提出了多种关于世界本源的思想。哲学家泰勒斯（Thales，约公元前 624～前 547 年）认为宇宙万物都是由水这种基本元素构成的。阿那克西美尼（Anaximenes，约公元前 570～前 526 年）则认为基本元素是气，气可以转化为其他形态，构成了万物。赫拉克利特（Heraclitus，约公元前 530～前 470 年）认为万物由火而生，所以永远处于变化之中。恩培多克勒（Empedocles，约公元前 495～前 435 年）综合了前人的看法，再添加"土"，遂有了古希腊的水、气、火、土四元素之说。

柏拉图（Plato，约公元前 427～前 347 年）将四元素形象化，借用几何观点形象地描述四元素的特征。柏拉图认为组成四元素的原子形状分别是体现其性质的一种正多面体：火元素是最为锐利的正四面体，气元素是几乎让人感觉不到的正八面体，水元素是像小球一样滑溜的正二十面体，土元素是能够堆砌起来的正六面的立方体。正多面体共有 5 种，还剩下一种正十二面体没有元素可与之对应，柏拉图认为它是神用来排列天空的星座的。亚里士多德认为组成天体的元素与地球不同，是纯粹的"以太"，是第五元素，对应于正十二面体。亚里士多德在四元素几何化的基础上，将四元素说发展成为一种体系：土最重，组成了地球的核心；水较轻，覆盖在地球的表面；气、火更轻，笼罩着地球或向上飘扬；"以太"最轻，位于天上，绕着地球运行。这个思想体系有效地支撑了地心说。

亚里士多德（Aristotélēs，公元前 384～前 322 年）认为一切物质都由土、水、空气和火组成。四元素又由具有干、湿、冷和暖四种基本物性两两组合而成。干和冷产生土，湿和冷产生水，暖和湿产生气，暖和干产生火。

四元素说承认了世界的物质性，是其进步的一面。但是却使化学的发展长期受到了阻碍。直到罗伯特·波义耳（Robert Boyle，1627～1691 年）才以原子理论否定了四元素说的错误，使得化学得以迅速发展。后来又经三百多年的发展，直到 20 世纪初近代物理学的发展，才逐步揭示物质微观层面的真实面目。

比较四元素学说，与中国的五行学说，可以说是异曲同工，具有基本类似的思维原则与方式。

2. 四体液说

在医学理论方面，恩培多克勒将四元素理论演绎到医学领域，认为人体也有相关的四种体液与四元素及其四种性质互相配合。使四体液说在西方古代医学领域风靡的两大功臣是希波克拉底和盖伦。流传下来的《希波克拉底全集》强调：健康是各种体液和谐混合的结果，如果体液混合错误就会生病，而医疗要领就是使体液恢复和谐的状态。盖伦将四体液说应用到临床，将人的脾气与体质分为四类：黄胆质、黑胆质、多血质、黏液质。这一分类法在心理学沿用至今。在临床实践中，四体液理论演绎出特定的治疗方法：放血，即将多余或不好的血放掉；泻吐，即利用泻药或催吐药将不良体液排出来；节食，即防止体内产生过多的体液。

六、 中医与西医的异质性

与此不同，近现代西医与近现代其他自然科学研究传统相一致。西医的研究传统摆脱了整体哲学思辨形式，以观察、实验为基础，应用数学和逻辑方法，通过对认识对象的分析与综合，建立严格意义上的科学。文艺复兴创立的科学研究传统对整个人类社会的思想解放和物质文明的进步起了巨大的推动作用。西医代表的是近、现代自然科学研究传统，体现时代的精神。

文化与科学研究传统的差别是中西医不同的决定因素。中医自创立之日起，始终处于常规科学的研究氛围中，没有出现科学革命，医林的范式没有发生过根本性的改变。现在高等中医院校的《中医学基础》是对创立于公元元年前后的《内经》主要内容的重新编排、解释和扩充。中医学历史上的创新和进步是范式应用范围的扩大。西医虽不是从中医蜕变而来，中医与西医虽不是科学革命前后的科学，但从人类整个发展历史看，可以把二者看成是科学革命前后的医学，其范式具有根本性的区别。

中医概念作为现实概念，不仅在于它的理论和经验事实与西医有区别，还在于它的基本思想观念、思维方式、认识模式与西医不一样，概念的确立过程是差别的显现过程。

七、名义与实质上的中医

本书的中医概念，特指中国古代历史上创造的汉族医学。在如果从应用这种医学理论和方法的人的角度出发，即以中医医生身份行医的医生而言，可以做一个特殊的时代区分，即将中医分为古代中医、近代中医、当代中医（或 20～21 世纪中医）。这一区分的根本目的，是需要明确中医医生的身份，与其在分析解决医学问题时所使用的具体理论与方法的关联性问题。古代、近代和现代三个时代中医的本质差别，在于其所用知识的同一性方面。

古代的中医，应划定在 17～18 世纪接触西医之前。当时西方文化，包括医学没有广泛传入，因此其思维方式、理论体系与中医创立时代具有高度的一致性，是在具有自然哲学传统加经验主义积累特色的传统医学指导下的医学活动。古代中医，虽只有医而没有中医之名，但其所用的理论与方法属于绝对的现代所用"中医"概念所涵盖的标准中医。

近代中医所处的时代约在 18～19 世纪。此时西学东渐，西方医学的优势，如其理论中客观性知识逐渐对近代中医有所影响。如果较深入地接触过西医，此时的中医在分析和解决医学问题时，将自觉或不自觉地开始两种思考问题的方式。此时，其传统中医理论的一致性受到挑战。有人发现和接受了西方医学的优点，将西方医学折中地运用于中医临床当中，于是就有了张锡纯的《医学衷中参西录》的出版。

由于知识和技术的广泛传播，导致与近代中医不同的现代中医。现代中医所指称的具体年代应该从 19 世纪末期开始。此一阶段，西医的技术优势开始显现。现代以中医身份行医的医生，绝大多数懂得物理化学检查结果，知晓患者的西医诊断，给予或配合给予患者以西医西药的治疗手段。可以概括地说，某些具有中医身份的医生只是名义上的中医，实质上并不是中医医生而是西医医生。之所以仍然以中医的身份出现，是因为政府给予中医诸多的优惠政策，有相应中医药管理、教育机构，有不同级别的中医医院或中医科室。相反，获得西医的身份则存在某种困难。

第二节　西医概念与西医东进的影响

西医这一概念非常宽泛，容易引起误解。因此首先对概念的内涵与外延进行界定，以便在一个清晰的语境中讨论有关问题。

一、西医概念的内涵与外延

（一）西医指西方医学

西医的西字，其基本含义是西方，与东方相对，是一个地理概念。这是最广义的西医概念，是指相对于东方而言的，曾经出现过的医学活动及其记载的总和，包括历史上曾经出现过的各种医学理论与实践体系。这个所谓的广义的西医概念，内涵相对较少，外延相对宽泛。

与中国等东方民族的医学发展过程一样，西医也经历了基本的发展过程。第二章描述的医学科学技术发展的基本过程，属于对包括西医在内的各民族、各文化医学发展历程的概括。

最早的西医出现在西方人类文明的早期。原始的医学是巫术一部分，除了使用经验或直观的治疗方法外，对疾病的解释与治疗，总是借助于神秘的力量。后期出现的宗教医学，除了使用经验或直观的治疗方法外，还直接借助于信仰力量。随着人类知识和技术的积累与进步，巫术医学之后的医学属于哲学与经验相混合的医学阶段。其理论强调心与身、人体与自然的相互联系；它非常重视保持健康，认为健康主要取决于生活方式、心理和情绪状态、环境、饮食、锻炼、心态平和以及意志力等因素的影响。要求医生应当特别重视研究每个病人个体健康的特殊性和独特性。所以，它关注的是病人而不是疾病，强调的是病人和医生之间的主动合作。

（二）西医指近现代以科学技术为基础的医学

到了近代，西方的文化与文明发生了巨大的变化与进步。其具体表现是科技革命、工业革命和社会革命。

在西方科技革命的过程中，一种不同于古代的近现代医学产生了。现在常用的西医一词，其范围被限定在特指基于近现代科学技术基础的近现代医学。这一概念明显包括在广义的西方医学概念之内，但特指有特定认识的方法与手段，即基于严格试验验证的试验医学。近现代医学与单纯的经验医学、巫术医学或神学医学有显著区别。这一西医概念是狭义的西医概念，内涵相对丰富，外延相对窄。狭义的西医，从目前世界各国使用的角度看，属于西医的本意。被排除在这一概念之外的，属于广义西医概念的医学，在这一概念之外分为两类。一类指历史上出现过的医学，另一类就是现在仍然存在的、与西医不同的、但仍然在特定情形下被应用的所谓的替代医学。结合第二章的内容，狭义的西医仅指机械医学和系统医学。

二、西医的东进与中国文化危机

（一）古代西医东渐及其影响

在中西方文化交流的过程中，医学始终是重要的文化交流内容。如果从今天中西方地理划分的角度看，欧洲、美洲的古代医学直接传入并影响中医的例子罕见。但是来源于中华文化圈之外的医学，还是对中医药产生过影响。其最重要的医学有古代的阿拉伯医学和印度医学。例如，现仍使用的中药中，乳香、没药、血竭、木香等均不是本土药物，而是源自境外。公元1272年，元朝在大都（今北京）成立"回回药物院"，翻译阿拉伯医学著作《回回药方》。在医学理论方面，印度的古代医学对中医理论产生过影响。如南北朝时期陶弘景所著《肘后百一方》，"百一"二字源于佛典一百一病之说。《诸病源候论》之"四大不调"，《千金方》之"四气合德，四神安和"，《外台秘要》之"身者，四大所成者"，都直接源于古印度医学中的"四大学说"。印度医学随着佛教的传入而传入我国。据《隋书·经籍志》记载，印度古代医学著作《龙树菩提》等有中文译本。

从现有的历史文献看，发生在中国本土的古代中西医学的交流，从没有在根基上威胁到中医学的生存与发展，最典型的形式是通过交流，某一思想、方法、技术、药物等，融入到中医药理论和实践体系之中。

（二）近代西方文化东渐与中国文化危机

欧洲自15世纪开始的科技革命、社会革命和工业革命，将欧洲近代文明推向相对优势地位。近代欧洲人凭借其整体文化优势，在地理大发现的基础上，开始了全球性扩张与文化入侵。这一过程迫使中华文化开始其痛苦的近现代化过程。具有数千年传统，一直具有充分自信的、被赋予"天不变，道亦不变"的文明因处于竞争劣势而被动进入转型。对此，清朝洋务派重臣李鸿章概述为"数千年未有之大变局"。具体而言，所谓的"变局"是全方位的。政治方面，皇权制被迫转向代议制；经济方面，自给自足的农业经济被迫转向全球性的市场经济；生产方式方面由农业生产转向工业生产；生活方式由乡村生活转向城市生活；在知识和技术层面，近现代科技的成熟，彻底改变了人类对自然和自身的认识与控制水平。

因为是全方位的冲击，其结果是中国社会进入全方位的变革，而且这一变革的主要推动力量源于外部，导致中国传统文化陷入危机。不仅政权更迭，而且废除传统文化不仅有"打倒孔家店"的口号，还实质上引入各种西方文化，以富国强兵、民族自立。西方文化的强势入侵与本土文化的衰落成为近现代中国发展变化的基本形态。

（三）西医的传入与中医危机

1. 西医传入

对此变局的应对，在科学技术领域，最著名的方案就是魏源在《海国图志》提出的"师夷之长技以制夷"。在医学领域的表现是，西医的兴盛与中医的衰落。

明末清初，来华的传教士把基督教带到中国的同时，也带来了西方近代科学和医药学。由于当时主要传入的只是相对浅显的解剖生理知识，同时西医在临床治疗技术与方法上对中医并不具有优势，对中医的现实存在影响不大。早期的西医输入，主要借助于传教士。传教士借助于医学的实际效果，以获得中国民众的认同与接纳。

西医开始对中医发生影响并逐渐成为主流医学发生在 19 世纪初。其主要的标志是牛痘接种法、西医外科和眼科治疗技术的传入。随着西医有效治疗技术和方法的传播，西医思想方法、理论体系、治疗技术和方法在中国的全方位传播成为常态，逐渐奠定了西医在中国的发展的基础。1820 年，第一位来华的传教士罗伯特·马礼逊（Robert Morrison，1782～1834 年）和李文斯顿（Livingstone，1813～1873 年）在澳门开设诊所。英国东印度公司传教医生郭雷枢（Thomas Richardson Colledge）1827 年在澳门开设诊所，次年扩大为医院，是外国人在中国开办的第一个教会医院。由于地理、历史等因素的影响，广东地区是近代西方列强进入中国最早与最前沿地，自然也是西方医学最早输入和最发达的地区，尤以其政治经济核心广州为重点城市。第一个将医疗作为对中国传教手段的教会团体，是基督教美国公理会国外布道会总部。其第一个来华的传教医士是伯驾（Peter Parker，1804～1888年），于1834年10月受美国公理会派遣到达广州，次年11月在广州开设"眼科医局"，地点在新豆栏街。伯驾、郭雷枢等联合其他教士，于1838年在广州成立"中国医学传教协会"，明确提出"以医传教"的思想。

发生于1840年的鸦片战争，是近代中国原有的历史进程和社会性质发生根本性改变的标志性事件。鸦片战争后，教会医院由广州、福建等沿海逐步进入内地，数十年间教会医院在各地比比皆是，成为和教堂一样引人注目的教会标志。

2. 西医的优势

基于近现代科学技术基础的西医，与中医相比较，具有以下几方面的优势，并间接地导致中医的现实存在危机。

（1）知识的优势

医学需要解决人体的疾患，其前提应准确认识人体的结构与功能。对此中医在早期也进行过尝试。如《黄帝内经·灵枢·经水》记载："夫八尺之士，皮肉在此，外可度量切循而得之，其死，可解剖而视之。其脏之坚脆，腑之大小，谷之多少，脉之长短，血之清浊……皆有大数。"但在其后的中医学发展的过程中，可以指出的原因有解剖技术的缺乏、对死亡的恐惧或厌恶、基于伦理的重视尸体完整性的观念等，也应有不能完全解释的其他原因，导致准确的解剖与生理知识，未能在中医理论体系中得到完整系统的发展。

如果加以对比，在著名近代人体解剖学的创始人维萨里于1543年出版其《人体构造》一书之前，西方医学对人体精细结构的认识水平，并不比中医先进。在希波克拉底誓言中有一句话能够证明这一点。誓言中说："凡患结石者，我不施手术，此则有待于专家为之。"此处所谓的"专家"实为理发匠。在欧洲，古代的外科手术被排除在医学之外。实际上，近现代医学从理发匠手上将外科夺回来，恰好是基于近现代医学经过充分研究发现与发明的精细的解剖、麻醉、消毒、输血等学科知识和技术的进步成熟。

西医相对于中医的知识优势，最先发现的是王清任。为纠正中医解剖的不足，1830出版《医林改错》一书。更直接的冲击是西医学精细的解剖图谱。对此，中医出身的陈定泰，在亲眼目睹西医的解剖图谱之后，觉得与古传医学著作相比，直接的感触是："孰真孰假，判然离也。"① 1850 年英国传教士医生合信的中文版解剖著作《全体新论》出版，在更广泛的范围内促进了中国人人体的知识进步。

近现代西医的知识优势，绝不仅在解剖方面，而是体现在与健康相关的各个方面。包括生理、生化、病理、传染源与传染途径、药理等。例如，在《黄帝内经》中提出了"不治已病治未病"的思想，点出了预防医学的本质特征。但是，只有在近现代医学发展到相当高的水平之后，医学才能准确指出"未病"在那里，"未病"如何转化为"已病"，针对不同的情况，如何防止"已病"的发生。

除了全面、准确之外，近现代医学知识的另一重要特点是其不断进步的特征。随着人类对自然世界认识的深入，医学知识不断扩展与修正。

（2）技术的优势

以中医用药为例。中医的药物多为自然药物，包括动物、植物、矿物，加工方式为煎煮与膏丹丸散，使用方式为口服与外敷。西药则是精细的化学提取物，有明确的化学结构、分子式、作用途径与方式，有准确的一一对应的适应证，使用方式则增添了起效迅速的注射方式，知晓药物的各种副作用，明晰药物的使用注意事项。

西医相对于中医的知识优势，并不是给予中医致命一击的重锤，技术优势是压垮中医的最后一根稻草。随着西医各种技术的进步，在发现、治疗、预防疾病，促进保健等方面取得显著成效，而这类成效是中医理论或技术所无法满足之时，对中医的质疑与放弃必然会发生。所不同的只是时间与程度问题。虽然在唐代孙思邈的《千金方》中已经知道消渴病（现代医学称为之糖尿病）患者的尿有甜味，但是只有在发现尿糖与胰岛素的关系之后，才认识到糖尿病的真正病因，在能够提取和正确使用胰岛素之后，才寻找到控制糖尿病的有效治疗手段，才进入糖尿病的可控制时代。

西医技术的最重要特征是其不断进步与替代。随着技术改进的不断推进，在医学发展历史过程中，存在着旧技术淘汰与新技术引进与推广的替代演进规律。

19 世纪中叶以前，外科手术是在没有麻醉的情形下进行的。患者接受外科手术与犯人受残酷刑罚惩罚几乎没有差别。在西医的发展历程中，麻醉药的发现、种类的丰富、效果的改善、品种的替代，显示出技术替代的基本过程。

一是氧化亚氮的发现。英国的杰出化学家普利斯特列（J. J. Priestley，1733～1804 年）1776 年制造出了氧化亚氮，后来成为第一种麻醉药——笑气。1844 年，

---

① 陈定泰. 医谈传真. 广州：绿云洞天. 光绪十五年（1989 年）刊本：自序.

美国 29 岁的牙科医生霍勒斯·韦尔斯（Horace Wells，1815～1848 年）吸入笑气，并让助手拔出了自己的健康臼齿。

二是乙醚的发现。1846 年 10 月 16 日，韦尔斯的同事威廉·托马斯·格林·莫顿（William Thomas Green Morton，1819～1868 年）在查尔斯·杰克逊（Charles Jackson，1805～1880 年）的建议下，用乙醚在波士顿总医院的手术台为一年轻的咽喉部肿瘤患者实施麻醉状态下颈部瘤切除手术。后经多位医生努力，乙醚被广泛地应用于外科手术，使"无痛外科手术"得以实现。

三是氯仿的发现。前两种麻醉药物的发现与使用，激励了更多的人寻找新的麻醉药物。1847 年 11 月，詹姆斯·辛普森（James Simpson，1811～1870 年）发现氯仿的麻醉作用，先用于小手术，后用于产科，得到了满意的结果。对乙醚和氯仿的比较研究，发现氯仿麻醉后的动物死亡率比乙醚高，证明氯仿的毒性大。

四是乙烯的发现。乙醚和氯仿的安全性都不高。因此，医学界在继续使用这两种麻醉剂的同时，寻找更为安全的麻醉剂。1923 年，加拿大多伦多综合医院的麻醉师布朗（W. E. Brown）报告了研究结果：乙烯是一种有希望的麻醉剂。

五是氟烷的发现。英国化学家查尔斯·萨克林（Charles Suckling）于 1953 年 1 月，按照设计思路，合成了氟烷。又经过 3 年细致、深入的研究，证明氟烷有很好的麻醉作用，对循环、呼吸系统没有什么副作用，病人苏醒后也大都没有恶心的感觉。后有公司又合成了一些类似物，最重要的是甲氧氟烷。在 20 世纪 60 年代，被发现具有很好的麻醉作用和镇痛作用，最终发展成为一种吸入性临床应用的麻醉剂。

六是局部麻醉药的发现。发现氯仿麻醉作用的辛普森曾经提出，能否让病人在不失去知觉的情况下产生麻醉作用。通过尝试将乙醚喷在皮肤上，产生了局部麻醉效果，可以应用于许多小手术。后经过不懈努力，发现盐酸可卡因溶液可用于眼部麻醉手术。

纵观麻醉药发展历史，实际上是麻醉知识和技术的发展与演进历史。随着新的麻醉药物的发现与使用，效能低下、危险性高、不易控制的药物与方法被淘汰，相反，效能稳定的、危险性低的、使用方便的、价钱便宜的技术得以流传和推广。而且由于不同的药物在适应证、副作用等方面的差别，还能帮助医生根据患者的不同情况和需要，有选择地使用[①]。

西医技术的可靠、进步、丰富，相对于中医而言，确立其不可撼动的优势地位。如麻醉药物，中医只有传说中华佗使用过的麻沸散。

---

① 伯恩特·卡尔格-德克尔. 医药文化史. 姚燕等译. 北京：生活·读书·新知三联书店，2004：212-234.

（3）医疗卫生制度的优势

近现代医学从人类群体生活的现实出发，经过数百年的发展，逐渐形成一套相对完整的公共卫生制度。具体包括政府设立卫生管理部门、医疗卫生机构、医学教育机构，从管理、实施到人才培养，形成完整的体系。古代也有医疗机构和制度，但规模小，且管理、实施、教育往往集中在一起，并由于知识和技术的限制，未能像现代公共卫生制度发挥作用。

以传染病防治的检疫制度为例。中医知晓传染病流行时有皆相染疫的规律，疫病发生时也会本能地避免接触患病者。这也是近现代医学发展起来之前，古代西方民众面对传染病的共同反应。可是西医发展出系统的检疫制度，以政府卫生行政部门主导，医疗卫生机构实施，相关区域的公众配合，通过集中治疗、隔离、消毒等系统的措施及其有效执行，才实现对烈性传染病的有效控制。

在现代医学活动中，其他方面的健康问题，制度一样发挥着不可替代的作用。如儿童免疫接种制度、医疗保险制度等。

（4）教育的优势

西医在发展过程中，建立了与古代师徒相授方式不同的专门的医学学校，既传授已有的知识和技术，按照统一标准培养人才，又传授发展医学知识和技术的方法，促进医学的不断进步。

在古代，医学教育实际存在，并为医学知识和技术的传承发挥了巨大的作用。但是古代的医学教育有其自身的局限性。一是范围小，多为皇帝为自身需要而设立，也主要为皇亲国戚服务。二是传授方式，局限师带徒，培养数量有限。三是只能传授已有的经验型、思辨型知识和技术，不能进行创造新知识和技术的方法有效传授，因此学生毕业后只是经验型、思辨型知识和技术的应用者，不能继续推动医学的进步。

近现代医学教育实际上是近现代科学技术教育的一部分。其特点有：一是规模大，即使是精英教育阶段，其培养的数量也远超古代医学教育的规模。二是分类培养，这与现代医学有精细的分工相关联。如医生有临床与预防之分，有医生护士之分，有医生与药师之分等。三是所传授知识和技术具有可靠性与有效性。这由现代医学知识和技术的真实与有效所决定。四是培养过程中，注重学生创造新知识和技术能力的培养，所培养的人才能够发现前人的错误、发现新的知识、发明新的技术。五是同时传播了现代科学技术精神，弘扬推动人类进步的理性，促使人类利用理性去解决人类与自然的矛盾。

西医进步过程中逐渐积累的多重优势，逐渐成为压倒中医的决定性因素。

第四章 中医理论模型论——以《千金方》医学理论为例

为了认识中医理论的基本形式及其背后的思维方式与方法，以比较中医与西医的区别所在，选取具代表性的中医学著作作案例分析，是一个恰当的方式。

第一节 《千金方》概述

《千金方》是孙思邈的两本医学著作《千金要方》和《千金翼方》的合称。孙思邈（581～682 年）是我国古代著名医学家，他生卒于隋唐时期，那时是我国封建社会经济和文化空前繁荣的时期，随着科学文化的不断进步，作为人民生活必需的医学获得了很大的发展，出现了许多著名的医学家和医学著作，其中孙思邈的《千金要方》和《千金翼方》是最为突出的代表[①]。

一、《千金方》简介

《千金要方》又名《备急千金要方》，三十卷，成书于公元 652 年，孙氏"博采群经，删裁繁重"[②]。他以为"人命至重，有贵千金，一方济之，德踰于此，故以此为名也"。其后又历三十年的医学实践，"更撰《翼方》三十卷，共成一家之学"。《翼方》即《千金翼方》，其编写体例与《要方》相同，但在内容方面作了大量的补充。

《千金方》内容丰富，几乎涉及医学领域中的各个方面。宋代林亿将《千金要方》的内容概括为"脏腑之论、针灸之法、脉证之辩、食治之宜、始妇人而次婴孺、先脚气而后中风、伤寒、痈疽、消渴、水肿、七窍之疴、五石之毒、备急之方、养性之术"，实际上包括了基本理论、临床治疗、养生保健、疾病预防等各个

---

① 鲁之俊. 中华医学会纪念孙思邈逝世 1300 周年学术会议开幕词. 中华医史杂志，1983，（1）：1.

② 孙思邈，备急千金要方，北京：人民卫生出版社，1982。孙思邈，千金翼方，北京：人民卫生出版社，1957。本章中引自《备急千金要方》《千金翼方》的文字，不再标出处。

方面。《翼方》在内容上的补充，"至纤至悉，无不该备"，对药物和张仲景的《伤寒论》的记载尤可称道，还记载了大量单验方，并专列禁经两卷，记载祝由之术。两书共有四百一十九门，论、方、证九千余首（条），所谓"上极文字之初，下讫有隋之世，或经或方，无不采撷，集诸家之所秘要，去众说之所未至"。有的学者认为《千金方》实可称为我国最早的一部临床实用百科全书[①]。《千金要方》和《千金翼方》两部医学巨著的出现使唐代医学进入了中国医学发展史上的新阶段，并对后世产生了深远的影响[②]。

二、《千金方》的历史地位

《千金方》是我国现有较早的综合性医书[③]，它的具体医学成就也为医学和医史界专家所肯定，对它的研究，绝大部分内容集中在上述范围之内[④]。本章所要阐述的内容，是被俞慎初先生称为"新阶段""产生深远影响"的具体形式，即《千金方》继承、总结和完善的中医理论体系的形式及其实质。

众所周知，中医理论体系的创立始自《内经》。《内经》创立的中医基本理论体系，"一方面要先靠当时的哲学思想，即古代朴素的唯物辩证法"[⑤]。按黄吉棠的解释，哲学思想中主要是阴阳学说和五行学说影响《内经》的理论。在《内经》的理论中，阴阳学说主要说明人体生命的对立统一与运动变化，五行学说则阐明人体五脏之间的关系以及人体与自然界的统一。中医理论中的阴阳五行学说已不再是纯哲学思想，而是与医学、医学经验和实践相结合，成为中医基本理论的有机成分。"其内容已脱离原始五行思想和机械论特点"[⑥]。本书中的五行一词，除个别外，均为医学理论的成分。

《内经》之后，《难经》《伤寒杂病论》和《神农本草经》相继问世。这时，中医的基本理论与认识方法，临床诊断与治疗、药物和方剂三方面都已成熟，并提高到理论高度，标志着整个中医理论体系的完成。其后最重要的发展是温病理论，是将已有的思维模式用于整理归纳总结现代医学所指传染病的方面。温病理论与实践只是扩展了中医适用的范围，未改变其根本结构与形式。

① 贾得道. 中国医学史略. 太原：山西人民出版社，1979：162.
② 俞慎初. 中国医学简史. 福州：福建科学技术出版社，1983.
③ 鲁之俊. 中华医学会纪念孙思邈逝世 1300 周年学术会议开幕词. 中华医史杂志 1986，（1）：1.
④ 傅芳. 半世纪来对唐代名医孙思邈的研究，中华医史杂志，1983，（1）：61-65.
⑤ 刘汝琛等. 中医学辩证法专辑. 广州：广东科技出版社，1986：8.
⑥ 刘汝琛等. 中医学辩证法专辑. 广州：广东科技出版社，1986：68.

孙思邈"谙《素问》《甲乙黄帝针经》《明堂流注》《十二经脉》、三部九候、表里孔穴、本草药对、张仲景、王叔和、阮河南、范东阳、张苗、靳邵等"，"博采群经，删裁繁重"编成两书。书中以论带方，论、方、证同列的体例，将上述四大经典的基本理论、疾病诊断、病因病理分析、处判针药和前代的经验方剂，都纳入到统一的理论体系之中。在书中，基本理论解释分析各种观象的发生与变化，而各种事实、现象都在体系中获得意义。"孙真人《千金方》，……三百一十八门，门中各有论，论中各有方，以论说人所以得病之由，……方以治人之已病"[①] 这种"论"的具体形式，前面说过，《内经》中的中医五行思想是其前身，但孙氏第一次以较完善和系统的形式在《千金方》中表述出来[②]。本书要分析研究的对象正是这种医学理论体系的形式和实质。

必须指出的是，《内经》创立，《千金方》完成的理论体系是自古至今的中医理论体系的主要内容。对《千金方》中理论的形式、内容、实质的分析，有助于现今对中医理论的学习、继承与创新。邓铁涛教授提出的脏腑相关学说，是对这一理论的继承与创新，也是在新的高度对中医理论的概括和发展[③]。

有一个方法问题先予说明。两书中内容丰富，资料面广，但引文出处不详，而且时代前后相差较远；因此，在论述问题时，书中所有文字均视为孙氏理论体系的内容，不强加区分。这样做，对问题的阐述并没有实质的影响，因为孙氏在决定材料取舍时，是以他自己的标准为准绳的，这一标准决定其所采用材料在观点、思想方法上的一致，所以采用统而述之的方法。

第二节　《千金方》医学理论的结构

《千金方》的理论体系很庞杂，但主要是五行哲学思想的推广和应用。以五行分类及其关联框架为工具建立起来的医学理论体系，是《千金方》医学理论的基本形式。

一、医学理论中的五行分类思想

孙氏这样看待自然与人，"夫清浊剖判，上下攸分，三才肇基，五行俶落"

① 郭思. 千金宝要·序. 北京：人民卫生出版社，1986.

② 何绍奇. 论孙思邈在我国医学发展中的地位和影响//中医研究院中医研究生班. 参加全国中医基础理论座谈会论文选编. 1979：45.

③ 刘汝琛等. 中医学辩证法专辑. 广州：广东科技出版社，1986：68.

又说"夫天布五行，以植万类；人禀五常，以为五脏"。可见，天生出木、火、土、金、水五行，变化繁殖为万物；人是自然的一元，"以天地之气生，四时之法成"[①]，当然也不离五行的窠臼。所以"人禀五常，以为五脏"，五常即五行，人体的五脏是"天布五行，以植万类"的规律的体现。"凡五脏，在天为五星，在地为五岳，约时为五行，在人为五藏。五藏者，精神魄魂意也"。人体的脏腑与天上的星体、地上的山岳、时间的五季及人的精神现象都被认为符合五的结构形式。

《千金方》是"备述五脏六腑等血脉根源、循环流注、与九窍应会处所；并论五脏六腑轻重大小长短阔狭，受盛多少；仍列对治方法，丸散酒煎，汤膏摩熨及灸针孔穴"。而且"夫人禀天地而生，故内有五脏六腑精气骨髓经脉，外有四肢九窍皮毛爪齿咽喉唇舌肛门胞囊，以此总以成躯"。那么，五行是如何与那些并非以五为数的人体结构、功能、表现、药物、方剂、病因、症状、食物、养生方法等联系起来的呢？

（一）五行分类法

"凡五脏六腑，变化无穷，散在诸经，其事隐没，难以得知；今撰聚相附，以为仿通，令学者少留意推之，造次可见矣"。人体内的结构、功能及其联系相当复杂，经典著作虽有记载和论述，但均不全面，缺乏系统性。孙氏将其归拢，使成为系统理论体系，作为认识和把握世界的工具。其具体形式表现在《要方》第516页"五脏六腑变化旁通诀"中，见表4.1。

表4.1　五脏六腑变化旁通诀第四

"凡五脏六腑，变化无穷，散在诸经，其事隐没，难得其知。今纂集相附，以为旁通，令学者少留意推寻，造次可见也。"

五脏	六腑	五脏经	六腑经	五脏脉	五脏斤两	六腑斤两	六腑丈尺	六腑所受	五脏官	六腑官	五脏俞	六腑俞	五脏募	六腑募	五脏脉出	流	注	过
肾一水	膀胱	足少阴	足太阳	沉濡	一斤一两	九两二铢	纵广七寸	九升二合	后宫列女	水曹掾	十四椎	十九椎	京门	中极	涌泉	然谷	大溪	水泉

①《素问·宝命全形论》.

续表

心二火	小肠	手少阴	手太阳	洪盛	十二两	二斤十四两	长二丈四尺	二斗四升	帝王	监仓吏	五椎	十八椎	巨阙	关元	中冲	劳宫	大陵	内关
肝三木	胆	足厥阴	足少阳	弦长	四斤四两	三两三铢	三寸三分	一合	上将军	将军决曹吏	九椎	十椎	期门	日月	大敦	行间	太冲	中封
肺四金	大肠	手太阴	手阳明	浮短	三斤三两	二斤十二两	一丈二尺	一斗二升	大尚书	监仓掾	三椎	十六椎	中府	天枢	少商	鱼际	大泉	列缺
脾五土	胃	足太阴	足阳明	缓大	二斤三两	二斤十四两	大一尺五寸	三斗五升	谏议大夫	内啬吏	十一椎	十二椎	章门	中脘	隐白	大都	太白	公孙
	三焦	手少阳										十三椎	石门					

行	入	六腑脉出	流	注	过	行	入	五窍	五养	五液	五声	六气	五神	五有余病	五不足病	六情	八性	五常
复溜	阴谷	至阴	通谷	束骨	京骨	昆仑	委中	耳	骨	唾	呻	吹	志精	胀满	厥逆	恶哀	欲忌	智
间使	曲泽	少泽	前谷	后溪	腕骨	阳谷	小海	舌	血	汗	言	呼	神	笑不止	忧	忧虑	友爱	礼
中郄	曲泉	窍阴	侠溪	临泣	丘墟	阳辅	阳陵泉	目	筋	泪	呼	呵	血魂	怒	恐	好喜	慈	仁
经渠	尺泽	商阳	二间	三间	合谷	阳溪	曲池	鼻	皮毛	涕	哭	嘘	气魄	喘喝仰息	息利少气	威怒	气	义
商丘	阴陵泉	历兑	内庭	陷谷	冲阳	解溪	三里	唇	肉	涎	歌	唏	意智	溲不利	四肢不用	乐愚	公私	信
		关冲	腋门	中渚	阳池	支沟	天井									贪狼		

五事	五咎	五音	五声	五色	五味	五臭	五宜	五恶	五数	五行	五时	五形	五畜	五谷	五果	五菜
听	急	吟咏	羽	黑	咸	腐	酸	甘	一	水	冬	曲	猪	大豆	栗	藿
视	豫	肆呼	征	赤	苦	焦	甘	咸	二	火	夏	兑	羊	麦	杏	苣
貌	狂	讽	角	青	酸	膻	苦	辛	三	木	春	直	鸡	麻	李	薤
言	僭	喝	商	白	辛	腥	咸	苦	四	金	秋	方	犬	稻	桃	葱
恭	蒙	歌	宫	黄	甘	香	辛	酸	五	土	季夏	圆	牛	稷	枣	葵

"论曰：假令人心肝脾肺肾为脏，则膀胱小肠大肠胃为腑，足少阴为肾经，足太阳为膀胱经，下至五脏、五果、五菜皆耳。触类长之，他皆仿此。"

五脏六腑变化旁通诀，从五脏始，至五菜终，将人体、人体的组织和部位、功能、表现、自然事物等分为五个大类。"假令人肾心肝脾肺为五脏，则膀胱小肠胆大肠胃三焦为腑，足少阴为肾经，足太阳为膀胱经，下至五脏，五果五菜皆尔。触类长之，他皆仿此。""触类长之"是作为方法论提出的，即对新的或未知的事物与现象，可按某种规则收入这种分类体系中。

在这一分类法中，被分类的对象有独特之处。"问曰：谷之五味所主，可得而闻乎？对曰：……肝木青色，宜酸；心火赤色，宜苦；脾土黄色，宜甘；肺金白色，宜辛；肾水黑色，宜咸。内为五脏，外为五行，色配五方。"论中以五行为中心，把五脏与五种颜色、五种味道和五种不同味道的食物（酸苦甘辛咸有双重的含义）联系起来；而且"酸走筋，筋病勿食酸；苦走骨，骨病勿食苦；甘走肉，肉病勿食甘；……"，即这种联系有固定的关系，按特定的渠道发生作用。肝、木、筋与酸味等组成一个集合，各自又是集合一个元素，各元素之间存在着密切关系。

集合中的元素还有哪些呢？"东方甲乙木，主人肝胆筋膜魂；南方丙丁火，主人心小肠血脉神；西方庚辛金，主人肺大肠皮毛魄；北方壬癸水，主人肾膀胱骨髓精志；中央戊巳土，主人脾胃肌肉意智。"甲乙……等，是指用干支法计时，一日之中的某个时辰、一月之中的某个日子、六十年一循环的某年。空间、时间、脏腑、精神现象都被一分为五，举入五类。而且"木命人行年不在木，则不宜针及服青药；火命人行年在火，则不宜汗及服赤药；……水命人行年在水，则不宜下及服黑药。凡医者，不知此法，下手即困"。"木命人"是指出生于甲乙计称年号的人，"行年在木"是指又轮到甲乙为年号的年。这个分类，既包括治疗方法，又具有规律性的意义，对治疗有指导作用，临床治疗中不得违反。这种分类理论及其应用在现代中医理论中仍广泛应用，"子午流注""灵龟八法"两种按时取穴的治疗理论与方法是其例证。

分类对象中还有病因、症状、诊断方法、人体部位等许多方面。例如，治疗，"针，……伤筋膜者，令人愕视失魂；伤骨髓者，令人呻吟失志；伤肌肉者，令人四肢不收失意"。例如，诊断，"先诊寸口，……称其浮沉之类，应于四时五行，与人五脏相应"。即不同季节，脉象也不同，季节与脉象呈同步趋势。又"初持脉如三菽之重，与皮毛相得者，肺部；如六菽之重，与血脉相得者，心部，如九菽之重，与肌肉相得者，脾部；如十二菽之重，与筋平者，肝部；按之至骨，举之平疾者，肾部"。菽，豆粒。三菽九菽之说，指用力的轻重程度。在同一部位，由于诊断者用力不一样，所诊得结果分属于不同类，有不同的意义；换个角度看，同一部位的浅深层次结构在理论意义上属于不同的类。

可见，在《千金方》中，人体、人体器官与组织、功能表现、疾病症状、诊断、治疗、自然的空间和方向、时间的年季月日和许多其他具体事物都被纳入五类之中，以木、火、土、金、水五行概而称之。

把世界分为五类，在类之间，所含的元素是几乎对等的。《千金方》把人体感觉器官直接感觉到的事物的各个方面对等的一分为五，如五味、五方、五养、四时（实际上是春、夏、秋、冬加季夏五时）、五色、五液、五脏、五体等。这里的"一"，在今天看来，也许是二、是三，但孙氏却作为"一"把握。如统称为神的神、魂、魄、意、智，实际上包括心理活动的许多方面，有认识过程，有情绪反应，还有意志活动；但在孙氏的分类中，五者之间不存在着现代的这种不同层次的准确划分，而是对整个心理活动的总的概定。这是由于认识方法和认识水平的局限造成的。"五"的内容，既可以指实质结构，又可以指某种功能、属性，还可以是某种感觉，甚至可以是呼吸的方式（见表4.1）。

（二）类的内部元素的两个特征

从前面所举的例子中，可发现类（或称集合）内含的元素之间有两个特征：

1. 类的元素的关联性

同类的元素如果同步、和谐被认为是正常的、有利的、好的；即使有病，也容易治疗、预后好。类的同步、和谐是指类的元素的共现或一致。如春天、用十二菽之重的诊法、脉弦长、面色青等木类元素一起出现。与之相反，如一起出现的各种事实现象不属同类则是不和谐，这种情况被认为是反常的、不利的、坏的；有病其预后差、难治。"夏脉如钩。夏脉心也，南方火也，万物之所以盛长也，故其气来盛气衰，故曰钩。反此者病。何如而反？其气来盛去亦盛，此谓之太过，病在外；其来不盛去亦盛，此谓之不及，病在内。"夏天的脉象应与火、心脏相同类。所以"每冬至日至，于北壁下厚铺草而卧，云受元气"。冬天与北方为一类，人的行为也必须遵守这种类的联系与规则。这种同步和谐的特征可称为同一性原则，这是特征之一。

2. 类的元素之间的相互影响与相互表征

在五行每一类内部，元素之间有着互动与互换原则。"心脏病者，体冷热；心色赤，患者梦中见人著赤衣，持刀杖火怖人。疗法，用呼吹二气；呼治冷，吹疗热"。心脏属火类，故其病后，身体寒热，梦见赤色与火。"呼吹"两种呼吸方式属心，因而能治疗心脏病。互动体现于呼吸方式的治疗作用；互换体现于相法（诊断）之中，梦中的事物与颜色与心脏和火类相一致，而有表征心病的意义，又蕴含着易治预后好的意义。这是心脏与火的一类中元素的互换与互动。"夫五脏应五行，若有病，则固其时色见于面目，亦犹灼龟于里，吉凶之色，形于表也"。外部可察的形色反映其在体内的同类元素的状况，故察表可以知里。

（三）类的社会化等级结构

《千金方》将与健康相关的所有事情现象，都按照五行进行分类，并通过同类元素之间的双重关联性以说明事物现象之复杂联系。直觉告诉我们，不同事物现象之间的重要性存在着区别。在孙思邈的医学理论体系中，这一问题通过构建类的社会化等级结构模式解决。

在类的元素之间，各元素的地位与意义并不相同。整个类的元素是以类似于社会等级结构的模式组织起来的。这种模式，主要是在《千金要方》的五脏六腑诸卷中体现出来的。下面以肝胆两卷中的原文为例具体阐述这一结构模式。

"肝主魂，为郎官。随神往来谓之魂，魂者，肝之藏也；目者，肝之官，肝气通于目，目和则能辩五色矣，左目甲右目乙；循环紫宫；荣华于爪；外主筋，内主血；……随节应会。故云肝藏血，血舍魂，在气为语，在液为泪。肝气盛则梦怒；肝气虚则恐，实则怒；肝气虚则梦见园苑生草得其时，梦伏树下不敢起；肝气盛则梦怒，其气客于肝则梦山林树木。""凡人卧则血归于肝，肝受血而能视，足受血而能步，掌受血则能握，指受血而摄。""凡肝脏象木，与胆合为腑。其经足厥阴，与少阳为表里，其脉弦。""胆腑者，主肝也。肝合气于胆。胆者中清之腑也，号将军决曹吏，……贮水精汁二合，能怒能喜，能柔能刚。"

这几段都是讲肝和胆的生理功能。由论中可见，属肝木类的各个元素，都以肝为起点，是肝之所藏，主、荣、在、合、归、通，或者是这些联系的延伸。这儿的藏主荣在合归通的含义基本相同，都是指肝所主管或发出的意思；有些就作为肝本身所具有的内容，如其脉弦，其经足厥阴之类。

这种以肝为起点的体系，在主观上，孙氏是作为客体的实在联系，而实际上是一种解释人体各种现象和疾病及治疗经验的理论工具，是对经验进行条理化、系统化等理性活动的具体结果。"足厥阴气绝则筋缩，引卵与舌。厥阴者，肝脉也；肝者，聚于阴器，而脉络于舌本。故脉弗营则筋缩急，筋缩急则引卵与舌。故唇青舌卷，卵缩则筋先死"。这段论述表明，肝为起点，核心的意义是组织和统一诸种现象，做出统一的理论解释。

所举原文涉及的主要是人体及其表现中属肝木类的元素。这种理论上的起点特征或核心作用是因为"肝，为郎官""肝合气于胆，胆者，……号将军决曹吏"。肝与胆在人体内就相当于社会等级结构中的一个组织和管理者，而且肝比胆的级别要高。《内经》亦说"肝者，将军之官，谋虑出焉"[①]。这就是社会化等级结构模式，是在医学认识过程中，用社会中的等级结构关系去认识人体、建立医学理论的产物。

在表 4.1 中，类的元素，不仅包括人本身的多方面，还包括人体之外的诸种事物，包括时空。它们又如何与肝联系呢？这要从"天布五行，以植万类；人禀五常，以为五脏"的命题推演。肝脏类体内的元素通过木与外界的事物互动与互换，木是整个木类事物的起点与核心，是木类元素相互联系的枢纽。"春脉如弦，春脉肝也，东方木也，万物之所以始生也，故其气来濡弱，轻虚而滑，端直以长，故曰弦，反此者病"。春天的脉象特点，是通过木的联系，用春天万物生长的特征加以解释的。"病在肝，平旦慧，下哺甚，夜半静"。在此，平旦、下哺、夜半相当于一年的春、秋与冬；肝属木，平旦与春和木同类，下哺与秋和金同类，夜半与冬和水同类。五行之间，"比相生，间相胜"，所以肝病在早上好转，傍晚加剧，晚上稳定。"肝病西行，若食鸡肉，得之当以秋时，发病以庚辛日也"。疾病、方位、食物和时间通过木类相互关联与转换。

实际上，在中医理论体系中，五脏之间并不具有完全平等的地位。五脏的统

---

① 《素问·六节脏象论》.

领者是心。"心者，君主之官，神明出焉。主明则下安，以此养生则寿，殁世不殆；主不明则十二官危，使道闭塞而不通，形乃大伤，以此养生则殃。"意思是说，心脏好比一国的君主，能表现出神圣与精明。君主英明则天下安，以此法养生则能健康长寿，一世无灾病；君主不英明，则下属各系统部门不协调不安分，信息闭塞，指令难行，形体大伤，用此法养生则多病夭殃。"十二官"是指五脏六腑。

在中医的方剂理论中，社会等级结构同样是一个核心的构建框架。由中药构成的方剂，各种药物之间的关系，中医有一个重要的理论，即君、臣、佐、使四字理论。该四字原指君主、臣子、僚佐、使者四种人，并暗示其在社会运转过程中分别起着不同的作用。后引入中医理论体系，借指中药处方中的各味药的不同作用。

中医认为，药物的功用各有所长，各有所偏，通过合理的配伍，调其偏性，制其毒性，消除或减缓其对人体的不利因素，使各具特性的药物发挥综合作用，才能更好地在疗效上发挥相辅相成的作用。即所谓"药有个性之专长，方有合群之妙用"。在中医理论中，一个方剂不是药物的简单相加，而是根据治疗需要，通过辨证论治，有针对性地选择合适的单味或多味药物及相应的剂量，且按照"君、臣、佐、使"四字原则组合配伍。

君药又称主药，是在方剂中针对主病或主证起主要治疗作用的药物。其药力居方中之首，用量较作为辅药、佐药应用时要大。在一个方剂中，君药是首要的、不可缺少的药物。臣药亦称辅药，有两种意义：一是辅助君药加强治疗主病或主证的药物；二是针对兼病或兼证起治疗作用的药物，它的药力小于君药。佐药有两种意义：一是佐助药，即协助君、臣药以加强治疗作用，或直接治疗次要的兼证；二是佐制药，即用以消除或减缓主、臣药的毒性与烈性，适用于主、臣药有毒性或药性太偏。使药是一方内相比较最次要的药物。在官僚体系中，使属于被指使具体负责琐碎事务之人。可知使药是臣药的一种辅助药。在临床上一般把使药理解为引经药。引经药的意思是将药力引到发病部位、脏腑，所以也叫引药，俗称药引子。有些方中不需药引，那么使药就是调和药，即具有调和方中诸药作用的药物，与佐药相似。

在《千金方》中，用五行将自然和人体联成整体的意义和目的，在于用自然界中可观察到的事物现象及其变化解释人体内的变化，是理解与把握人体生理病理的思维模式与工具。在无法直接认识内部器官及其变化的医学时代，这一思维模式至少有助于所谓的理解。"肝病色青，手足拘急，胁下苦满，或时眩冒，其脉弦长，此为可治。宜服防风竹沥汤、秦艽散；春当刺大敦，夏刺行间，冬刺曲泉，皆补之；季夏刺太冲，秋刺中郄，皆泻之"。症状、诊断、药物、方剂、穴位、刺法与时间及其间的联系被演绎成统一的理论体系，经验获得理论意义，整个世界的事物现象在理论中统一起来。

这一切是以五行为中心而展开的。但由于《千金方》论述的是医学，其体系的内容主要是人体生理功能与病理变化、疾病的发生发展与防治，与此无关或关系不紧密者则语焉不详。例如，作为木类元素的核心的"木"的官职就没有明确定论，整个类的元素，如外部自然结构等，没有体内以肝为中心的社会等级结构的明确结构描述。

（四）类之间的关系

从上面的例子中可以看出，通过木的联系，除了木类元素之间理论上相互关联外，还有与火、土、金、水等其他类理论上的联系。这种类之间相互联系的具体形式是"比相生，间相胜"。具体到肝脏类是这样的："春，肝木旺，其脉弦细而长曰平，反得沉濡而滑者，是肾之乘肝，母之归子，为虚邪，虽病自愈；反得大而缓者，是脾之乘肝，土之这陵木，为微邪，虽病即差。"春天，脉弦长是类的元素的一致，反之则病。疾病的原因是由于脾脏的影响，我们可以通过脉象的不同找出产生影响的脏腑。这种影响并不是对等的，而是某种固定的程序和区别。

五行分类不仅描述了类的内部元素的和谐重要性，阐明同类元素之间的互动与表征特征，而且还描述了与解释不同类别事物现象之间的关系。将上段文字用图表示，如图4.1所示。

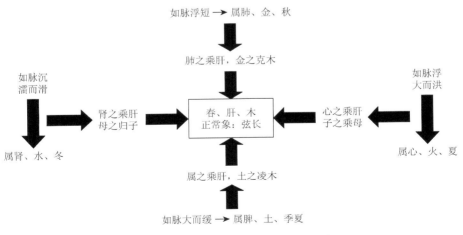

图4.1 以肝木为中心的五行（脏）关系图

　　图 4.1 所表示的关系，对其他类、其他脏内容与形式均相同，只需将中心的行和脏换位而已。它表述的是某个脏的疾病的多样性及其理论原因，中间显然把五行之间的相互作用表述为归、乘、克、陵四种，而实际上是生克两种关系的推演。"比相生"，水生木，木生火，所以肾、心分别与肝是母子关系，肾、心对肝的影响是在相生的基础上展开的，而"生"的意义资生、助长，那么肾水、心火导致的肝病，就易治自愈。"间相胜"，胜即克，即抑制、制约的意思。脾、肾与肝是相克关系，木克土，脾土导致的疾病是一种逆抑制方向的作用结果，故虽病自瘥。金克木，肺金导致的疾病是顺抑制方向的结果，故逆，十死不治。

　　按照五行思想，五行之间的关系存在两种正常关系：生与克；存在两种不正常关系：乘与侮。

　　1. 相生相克

　　五行相生，是指某一事物对另一事物具有促进、助长和滋生的作用。相生次序：木、火、土、金、水、木，在五脏之间的顺序是肝、心、脾、肺、肾、肝。在五行相生关系中，任何一行都具有"生我"和"我生"两方面的关系。"生我"者为"母"，"我生"者为"子"，所以五行中的相生关系又称为"母子关系"。五行相克，是指某一事物对另一事物的生长和功能具有抑制和制约的作用。相克次序：木、土、水、火、金、木，在五脏之间的顺序是肝、脾、肾、心、肺、肝。

　　五行的生克关系，被认为是自然界和人体内的正常现象。正是因为存在着生克关系，才保持了不同类别事物之间的平衡。

　　2. 相乘相侮

　　五行相乘，即是以强凌弱的意思。五行中的相乘，是指五行中某"一行"对被克的"一行"克制太过。相乘次序：木、土、水、火、金、木，即与相克的顺序一致。引起相乘有两种情况：第一种是五行中的某一行本身过于强盛，可造成对被克的一行克制太过，使被克的一行虚弱，引起异常；如"木乘土"即木强克土太过。第二种是五行中的某一行本身过于虚弱，使克制它的一行相对增强，本身就更虚弱了。如"土虚木乘"，由于土本身不足，形成木克土的力量相对增强，使土更加不足。

　　五行相侮，在这里是指"反侮"。五行中的相侮，是指由于五行中的某"一行"过于强盛，对原来"克我"的"一行"进行反侮。相侮次序：木、土、水、火、金、木，即与相克的顺序相反。引起相侮的情况亦有两种：第一种是五行中的某一行本身过于强盛，对原来克我的一行进行反侮；如"木侮金"，木本受金克，但木特别强盛时，不仅不受金的克制，反而对金进行反侮。第二种是五行中的某一行本身过于虚弱，使被克的一行相对增强，受到反侮。如"金虚木侮"，不仅不能对木进行克制，反而受到木的反侮。

五行之间的生克关系在此被赋予普遍规律的意义。所以，"春七十二日省酸增甘以养脾气，夏七十二日省苦增辛以养肺气，秋七十二日省辛增酸以养肝气，冬七十二日省咸增苦以养心气，季夏（有两种解释：其一是一年平分为五季，夏、秋之间是季夏；其二是一年分四季，每季的最后十八日属季夏）各十八日省甘增咸以养肾气"。酸、肝、春天一类，春天肝的功能旺盛，吃过多的酸味食物则导致肝气过旺，肝木克脾土，甘味入脾，春天少食酸多食甘，能防止木克土过甚而病。由于过克致病，为"逆""十死不治"，故特地提出。余准此。这是用生克关系指导人们的饮食，食物的品种（按酸苦甘咸辛五味划分）应随季节变化而改变，以合五行生克之理。"五味不宜偏多，故酸多则伤脾，苦多则伤肺，……甘多则伤肾。此五味之刻五脏五行，自然之理也"。"刻"通"克"，五味、五脏和五行之间的生克关系是自然规律。

五行之间的生克关系及其失调，是在类的元素之间两个特征的基础之上起作用的。五味各有所主，偏多则所合之脏气盛，盛则使五行间生克关系和谐失调，失调则病。治疗也要遵行生克规律。"肝劳病者，补心气以益之，心旺则感于肝矣"。木生火，母脏病，补其子，子脏气旺盛则母脏病恢复。补子脏的方法，须循"味之所主"，"药势有所偏助"的法则——即同类相动的原则。五行之间的生克关系还对疾病的预后判断有指导意义。"春，面色青，目色赤，新病可疗，至夏愈；夏，面色赤，目色黄，新病可疗，至季夏愈；……冬，面色黑，目色赤，新病可疗，至春愈。此四时旺相本色见，故疗之必愈。"目色与类不相一致，为病；随季节的推移，母脏病在子脏的主时之内，子脏气盛，故母脏病愈。通过相生关系的推导可预计病愈的时间。

二、医学理论的具体形式与模型特点

《千金方》在建立其医学理论体系时，充分地运用五行哲学思想。首先，用五行对世界进行分类；其次，用五行内部，五行之间的关系说明世界万物的普遍联系。前一部分所表述的思想，可以用图 4.2 的形式表示：

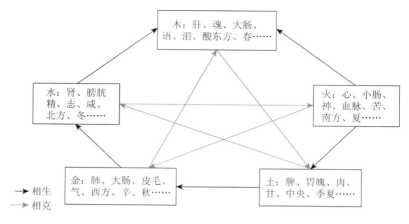

图 4.2　《千金方》医学理论的具体结构形式

　　图 4.2 与图 4.1 相比，内容中增加了联系和相互作用，孙氏实际上就是用图 4.2 表征的理论指导其医学实践活动的。下面讨论这个理论的特征与建立方法。

（一）理论的非结构特点

　　从图 4.2 可以看出，孙氏的理论体系，不是从具体的生理结构出发，用结构说明功能与联系，而是用属于哲学思辨的五行体系将直观经验系统化。但其理论中也有关于某些具体结构的知识或判断。"肝重四斤四两，左三叶右四叶，凡七叶。"这条记载是经验观察，反映出古人对人体大体解剖的简单认识。"夫八尺之士，皮肉在此，外可度量切循而得之；其死，可解剖而视之。其脏之坚脆，腑之大小，谷之多少，脉之长短，血之清浊，……皆有大数。"[1]《内经》的这种认识方法及所获的知识，有的与现代解剖大致符合。"《内经》中记载的食管与小肠的比例是 1∶35，现代解剖是 1∶37，两者非常接近。"[2] 可是中医并没有沿着这一方向深入发展。王清任虽然提出"业医诊病，当先明脏腑"，并亲赴坟场、刑场观察尸体，但这些经验却被用五行分类体系加以整理。解剖所获的经验知识不是以其对结构的认识获得理论意义。

　　例如，在《千金方》的理论中，人体的两胁被认为是肝的分部。这来自于对肝的体内位置的直观经验。在理论中，直观经验的肝的位置，与其在体表相应的部

①《灵枢·经水篇》.

② 印会河. 中医基础理论. 上海：上海科学技术出版社，1984：2.

位联系起来，归入类中，按类的特征予以解释。因此，"胁广合坚脆倾正则肝应之。正青色小理者则肝小，小则脏安，无胁下之病；粗理者则肝大，大则虚，虚则寒，逼胃迫咽，善膈中，且胁下痛；……"胁的颜色、纹理等外部特征经互换原则而表征体内脏腑的情况。

这里提到结构，要阐明的是这样一个问题。在现代医学中，医学理论的起点是具体的生理结构，以结构解释功能、现象，将其统一并理论化。这与孙氏医学理论的起点有原则区别。孙氏理论的逻辑起点则是五行（在人体内部是五脏）。这就是孙氏理论的非结构特点。

下面分析孙思邈对小儿发育的一段论述并作具体阐述。"凡生后，六十日瞳子成，能咳笑和人。百日任脉成，能自反覆。百八十日尻骨成，能独坐。二百一十日掌骨成，能匍匐。三百日髌骨成，能独立。三百六十日膝骨成，能行。此其定法，若不能依期者，必有不平之处。"孙氏记载的婴儿各个阶段的发育状况（能……）及其时间与实际情况基本符合，翻开今天的儿科教材，记载相差无几；但其中关于结构，关于"……成"的论述，只是对功能成熟的思想抽象。论述中虽结构在前，功能在后，但对"结构"的描述，是在对功能发育的经验认识的基础上做出的思维推论；虽然体现结构决定功能的思想，但并非从实际解剖结构根据出发，而只是求得一种理解和解释。从现代解剖和生理学角度看，在人体内确定存在着论述中的某些结构，如瞳子、髌骨，但这些结构与论述中的功能之间不存在着孙氏描述的一一对应关系。

（二）理论建构的两个具体方法

《千金方》是一本医学著作，理论所组织、说明、解释的是大量医学经验。这些经验纳入到理论中的方法有两种。

1. 以经验观察为依据

这种经验观察具有直观特点，限于人体感觉器官的感觉范围之内。

古人经过长期的经验积累过程，积累了大量关于人体、人体疾病、疾病的防治和药物的知识。这些知识是医学理论建立的基础和前提，是理论体系的基础部分。在孙氏的体系中，这些知识被纳入五行体系之中。其中比较典型的经验知识是经络。经络现象，是古人的一大发现。经络在人体体表有固定的可观察到的循行路线，与人体的许多功能有密切关系，通过对经络线路上固定点（穴位）的刺激，可以影响人体的某些生理功能、治疗某些疾病。因此，经络的循行路线、所过部位、联系的功能、疾病症状与治疗，自然成为划为类的一个重要方法。如属于肝、胆的足厥阴和足少阳经所经过的地方，都归入肝。"足厥阴之脉起于大指聚毛之际，上循足跗廉，……上注肺中。"足厥阴经所关的一切均纳入肝木一类。"足厥阴与少阳为表里"，胆经所过的部位通过与肝的关系归入肝木类。

根据现代研究经络系统是一种多层次、多功能、多形态的立体结构。试验发现，经络系统具有普遍性、低阻抗和高振动音等特性，其宽度仅为 1mm。观察到四种形态学结构和经络有关：低阻抗特性和角质层较薄有关；敏感现象和表皮层、真皮层的神经末梢和肥大细胞分布密集有关；高振动音可能和肌肉结缔组织有关。[①] 这一研究表明，经络是古人发现的人体的一种结构系统的功能。这个系统的表现和功能被孙氏纳入五行五脏体系，其不相应的部分（经验和实验都表明经络有十二条，与五的图景不一致），通过对五行五脏体系的改造，加特设性的心包（脏）和与之相合的三焦（府），使整个经络理论体系逻辑一致。通过这种划分，人体的躯干和四肢与五脏六腑广泛联系起来，脏腑经络所过的部位称为分部。从前面的阐述可知，通过对分部的观察可知其内部脏腑的变化。"凡人分部陷起者，必有病生。胃阳明为脾之部，而脏气通于内，外部亦变随而应之""吉凶之色，见于分部"。

经验观察纳入理论体系时具有直观性的特点，如经络不是通过对其结构与联系的认识而获得理论意义，而是对直观经验的哲学方式的处理而被纳入理论体系之中。又"心主血脉"是对大体解剖中心脏与血管相连的经验认识的理论概括。前面提到的肝与胁的关系也是如此。

2. 类比归类

类比归类，是指以事物在人脑中形成的形象或印象的一致或相似而划分事物属类的方法。

上面提的经验观察，只能组织一部分医学经验与事实。更大量的、更具有理论特点的原则和方法是类比归类。"肺居外而近上，合于皮毛。"皮毛是人体的最外层，肺在人体内脏中位置最高，这二者相类似，所以皮毛为肺所主。"寸口，……寸后尺前，名曰关，阳出阴入以关为界，如天地人为三界。寸主射上焦、头及皮毛，竟手上部；关主射中焦、腹及腰中部；尺主射下焦、小腹至足下部。此为三部法，象三才天地人，头腹足为三元也。"寸口指手挠骨头处的动

---

① 祝总骧. 经络的生理和生物物理特性的形态学基础的研究. 针刺研究，1990，（4）：332-335.

脉搏动处，《千金方》将其三分，并依其上中下各对应人体的头腹足，用以诊断各个部位的常与变。其中中焦包括肝与胆、脾与胃，故"左手关上阴绝者，无肝脉也……左手关上阴实者，肝实也，左手关上阳绝者，无胆脉也，……左手关上阳实者，胆实也"。阴、阳表示诊脉用力的轻重。阴，力重，部位深；阳则相反。"绝""实""无"表示不同的疾病状态。肝胆都现于左手"关"这一部位，其区别在于部位的浅深。右手是脾与胃。空间位置的类似是这一论述的前提和依据。

除空间位置类似外，时间次序的相一致也有归类的意义。时间的四分（如四季）或五分（加季夏）及其前后循环相接的特征是归类的标准之一。"右手关前寸口脉绝者，无大肠脉。若少气，立秋节刺手太阴。"右手、关前寸口脉、大肠、立秋，是同类的元素，具有类似逻辑的关系。可见，时间是治疗的前提。所以"人逆秋气，则手太阴不收，肺气焦满，顺之则生，逆之则死"。秋与肺同类，秋天万物萧然的景象给人以"收"的印象，与秋同类的肺也必须在秋天"收"，否则出现病态。这两个例子均是归类之后，把对不同时间的印象作为规律指导治疗与养生的例子。

时间归类的另一种形式是以年、月、日、时的干支代号进行的。干支以十数，两两一组，配于五行，不同干支所代表的时间归入不同的类，有不同的意义和联系。

实际上，归类经验方法，无论是以经验和直观观察为依据，还是以事物的外在表现给人的印象的一致或相似为依据，这种区分只是澄清我们认识的意义。在孙氏的构建理论的思维过程中，并未将其分开应用，而是互为依据，互相补充，在理论建构和指导实践过程中密切相关，离开其中任何一部分将不可能全面理解孙氏的理论，也不可能理解他的实践活动。

（三）理论体系的模型特点

《千金方》医学理论的非结构特点、对经验事实理论化的两个方法，表明其理论的模型特点。

孙氏面对着大量的医学实践经验，没有在结构——功能思想和方法指导下求得理性的把握，而是以五行思想为工具，以事实，现象及其间的联系进行组织和系统化，是人们力图从理性层次上把握客体的产物，是包含着大量经验的模型理论。在实际应用中，发挥着客体替代物的作用。其理论联系起来的事实现象之间的实在的、本来的关系并不一定是理论中所描述、推理的那样，而理论又在一定程度上反映这种实在的本来关系。

因此，对"察观疾病，表里相应，依源审治，乃不失也"中"表里"（这里的表里二字与后世的八纲中的表里二字含意不一样，八纲是明代张三锡在《医学六要》中提出的）一词的理解应该是这样的："表"是客体意义上的外在表现，如疾病的症状体征；同时又限定在主体可以和能够感知的范围之内，是主体意义上的感性认识。"里"是客体意义上的本质属性与规律、规定性；同时又指主体对客体的本质属性、规律、规定性的理性把握的产物，即理论、理论体系。"表里相应"也有双重含义：客观上现象与本质的一致，主体感性认识与理性认识的统一。具体如图 4.3 所示。

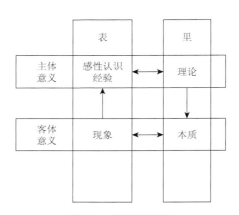

图 4.3　表里相应图

对疾病的认识和诊断治疗过程，从客体的角度看，是主体感知现象，然后通过现象认识本质、并用以指导实践的过程。纷繁复杂的现象通过对本质的认识而获得主观层面的理解与解释。"然气发于内，必先有候，常宜审察其精神，而采其候也"，其中"候""精神"的变化从"气发于内"的本质上得到统一的理解。这是客体意义上的"表里相应"，是理想的认识过程。真正的认识过程则是与之相应的主体意义上的。

经过一定理论学习的人，认识活动的一开始，就受制于理论的指导。在理论指导下，有目的、重点的观察客体的表现，赋予观察到的现象以理论意义，在理论中将各种现象统一起来、做出理解、推论和预测。在这一过程中，认识主体的观察活动受主体本身的局限：其一是并非对全部现象的感知；其二是感知过程中受主体已有的理论知识的影响和渗透。其结果是主客体内容的融合。因此，主体意义上"表里相应"是感性经验纳入已有的理论知识体系的过程，它们之间相互合乎逻辑。"依源审治"则只能是理论中的推导，其理论描述内容的可靠程度与理论和本质的符合程度有关。

使"表"与"里"的双重含义融合的方法是构造性自然观[①]指导下的实践活动。构造性自然观的意义有两层：其一，必须从结构的角度把握自然现象；其二，是理论必须是逻辑构造型的，即理论从基本假设和公理出发，据此运用形式逻辑做出一系列推断，建立完整的体系。这一方法使主体对客体理性把握的产物不断得到修正，与客体的本质、规律和规定性相重合，从而克服其主体性内容。这一过程也同样对"表"的双重意义的重合有效。

孙氏的理论中缺乏这一手段，因此其理论、理论体系只能是一种模型，有认识意义；其理论描述的事实现象、过程与关系不完全与客体本身相一致。模型的进一步发展，即理论和本质的合一，必须首先从感性认识层次上被突破，从对现象、对结构、对联系的精确的、不断深入地把握上入手，才能使得理论模型得到部分的或全部的证实或证伪，在新的、更多和全面的经验事实基础上，提出更深和更高层次的模型。

第三节　《千金方》医学理论体系的实质

前面叙述了孙思邈应用五行哲学思想建立其医学理论的方法与过程，揭示了其医学理论的模型特点。那么这种理论体系的实质是什么呢？由于《千金方》的理论体系是哲学五行思想的推广与应用，所以先从五行谈起。

一、五行思想的起源与特点及其在《千金方》中的体现

（一）五行思想的起源

五行思想，古籍中记载较完善的是《尚书·洪范》。《洪范》中关于五行的记载是追记殷末周初箕子回答周武王问天道的谈话。原文曰："惟十有三祀，王访于箕子，箕子乃言曰：'我闻在昔，鲧堙洪水，汩陈其五行，帝乃震怒，不畀洪范九畴，彝伦攸叙。鲧则殛死，禹乃嗣兴，天乃赐洪范九畴，彝伦攸叙。'初一曰五行，……

---

① 金观涛等. 科学传统与文化——中国近代科学落后的原因，西安：陕西科学技术出版社，1983.

五行：一曰水，二曰火，三曰木，四曰金，五曰土。水曰润下，火曰炎上，木曰曲直，金曰从革，土曰稼穑。润下作咸，炎上作苦，曲直作酸，从革作辛，稼穑作甘。"

这段话有四层含义：一是确立五行的内容，明确指出水、火、木、金、土为五行。二是将五行确立为规律，人们必须按这种规律行动，才是正确的。"鲧堙洪水，汩陈其五行，帝乃震怒。"汩，扰乱。传说中的鲧受命治水，不用疏通而用堵塞的方法，此乃"汩陈其五行"的含义，结果失败被杀。禹承父业，用疏通的方法治理洪水，取得成功。《洪范》以鲧和禹的故事说明五行之———水的特征，并且赋予这一特征规律性的意义。三是通过对水的表述，引出五行各行的特征，而且都被作为规律，即水曰润下，火曰炎上，木曰曲直，金曰从革，土曰稼穑。四是《洪范》中有以五为数，建立世界联系图式的趋势。"作"，当兴起、发出，"……作……"应理解为五行变出五味，味是其特征的推行，与肝和肝类其他元素的关系一样。第四点实际上是第三点的直接推衍。在此，五行与五味的联系已显出表 4.1 所示分类的端倪。

值得注意的是，"水曰润下"的特征只是人们的感觉经验，是人们对水由于地球的引力向地心方向运动的感觉经验，是事物在特定的条件下、特殊的运动形式，并不具有普遍规律性的意义。例如，在太空失重环境下，水将漂浮在空间中，如无外力作用，将不上不下、不左不右。其余四行的特征的实质与"水曰润下"是一致的。

《洪范》中的五行不再仅是指五种物质或形态而已，而具有哲学和抽象意义，体现出古人试图对客观世界进行理性把握的努力。与《千金方》医学理论中五行模型相比，五行内部、五行之间都没有构成图 4.2 所示的复杂联系。复杂的五行关联性是五行思想及其在医学实践应用过程中不断发展演变的结果。

（二）五行概念的直观性特点及其在《千金方》中的体现

《洪范》中的五行概念具有直观的特点，其内容是人体感觉器官直接感知的内容。在其后的发展过程中，这一特点一直被保存下来，《千金方》也不例外，现代中医也是如此。

分析孙思邈对脾的论述可以清晰地得出这个结论。"凡脾脏象土""脾者，土也，敦而福；敦者，厚也，万物众色不同，故名曰得福者广。万物悬根住茎，其叶在巅。蚰蜚蠕动，蛭蟃喘息，皆蒙土恩。"所以"脾脏者，……并四肢之所爱"。

脾为五脏之一，与五行之土同类，是由于二者给人的感觉印象相似或一致。这种相象是指脾的功能、作用与土的"稼穑"特征的相象。土能生长各种植物，是人们生活必需品的出处。植物和动物，种类繁多，其特征虽然不同，但却都依赖于"土"的作用，依赖于"敦"。"敦"是土的特征，更具体地说，是人对"土"的作用的直观抽象，是主观和客体相互作用的产物。《千金方》正是用这一抽象的特征去理解人体某些功能及其变化（如现代医学中所指的消化系统的功能），并概括为脾脏。这是"脾脏象土"命题的意义。脾脏"能并四肢之所受""脾为后天之本"等，是其"象土"的特征逻辑必然结果。

"敦"或"稼穑"是人们对大地的作用（从人类生存角度看）的主观印象，与"水曰润下"一样，是融合了观察者的感受、体验等心理因素的直观感性经验。这种感性经验在五行及孙氏理论中，直接被作为本质理解事物现象、指导实践活动。如"凡用药皆随土地之所宜。江南岭表，其地暑湿，其人肌肤薄脆，腠理开疏，用药轻省；关中河北，土地刚燥，其人肌肤坚脆，腠理闭塞，用药重覆。""暑湿""刚燥"显然是对不同地域气候特点的直观经验，但这种直观的观察结论在中医理论体系中却上升到本质与规律的层面，是"其人皮肤薄脆，腠理开疏"和"其人皮肤坚脆，腠理闭塞"的原因，并引出治疗用药规则的不同。对于"敦而福"的土，又感受到"暑湿""刚燥"的不同。这种不同印象的共同点就是都被作为本质、规律和原因，用以理解、把握事物及其变化。

（三）五行及其他概念的内涵外延及其功能描述特点

感性认识，是人们在实践中，外界事物作用于人的感觉器官而在大脑中产生的感觉、知觉和表象。其特点是具有生动性、具体性和直接性。其局限性是只能把握个别而不能把握一般，只能把握现象而不能把握本质。而"感性认识的内容和特性一方面取决于客体的特性以及客体作用于主体的条件；另一方面它还取决于主体的各种因素"[①]。上述的各个方面对于理解《千金方》中的五行和体系中其他概念的实质有重要意义。我们称古人为"朴素"就是从上述的角度出发的。

概念是反映对象的本质属性的思维形式。事物的属性指事物的特性、特征，包括状态、动作、关系等，分为本质属性和非本质属性两种。本质属性是概念的内涵，是某类事物对象必然具有与其他类事物对象区别开来的属性。非本质

① 姚劲超. 论主体在产生感性认识过程中的能动作用. 中国社会科学, 1986, (2): 115-130.

属性则相反。这是现代科学技术理论，包括现代医学科学技术理论中概念的基本特征。

与现代科学技术体系的概念不同，在《千金方》中，概念的内涵有其特殊性，由此又导致其概念外延的特殊性。在孙氏的概念体系中，事物本质属性与非本质属性均是概念的内涵，二者之间没有在主体的认识过程及其结果中区别开来。孙氏称概念的内涵为"实"，概念的外延为"名"。如水是一个概念，指由两个氢原子一个氧原子结合成的物质，两个氢原子、一个氧原子以及它们的结构是水这个概念的内涵，是实；水是其外延，是名。但在《千金方》中却不完全是这样。水的流动性也是"实"。因此，水作为名，不仅指某类事物，还指具有与其非本质属性一致的事物，如后面提到的药物的水溶液。

下面看孙氏的具体表述。"夫采药不知时节，不知阴干暴干，虽有药名，终无药实。故不依时采取，与朽木不殊，虚费人功，卒无裨益"。"药实"在此指药物具体的治疗功用，"药名"则指有此种治疗功用的药物，药物有效为名实相符。现代中药行业中流行的两句言语与此同义。"三月茵陈四月蒿，五月六月当柴烧"，茵陈蒿这味药必须在三四月份收割才有效，不然只能称为柴。又说"识得是宝，不识是草"。"宝"与"草"的区别，"茵陈蒿"与"柴"的区别，正是在于作用、功效，亦就是属性的有无。孙氏在论及这一问题时，没有意识到属性的本质与非本质之分，如把茵陈蒿的治疗功效与产生功效的各种化学成分区分开来，而是把非本质属性作为茵陈蒿这一概念的内涵；同时，在思想中也没有意识到认识结构、关系等本质属性的必要。这既是黑箱方法，又是实用主义；既受限于当时整个自然科学技术的水平，又限制了自身理论的发展和实践活动的深入。

这一特征，与现代医学的区别是很明显的。西药青霉素，是指具有 6-氨基青

霉素烷酸（6-APA）及侧链 $R-\overset{\overset{\displaystyle O}{\|}}{C}-$ 结构的物质。结构是实，实物乃名所指。名实在此与这种物质是否能杀菌的功效无关。改变其侧链，可获得具有耐酸青霉素（如青霉素 V）、抗青霉素酶（如苯唑青霉素）、广普青霉素（如氨苄青霉素）等半合成青霉素。由于结构的差别，名称也不一样，当然，其作用、功效亦有一定的区别。换句话说，作用、功效等非本质属性，在现代医学中不被纳入关于其载体的概念的内涵之中。

中医概念内涵的这一特征，导致概念外延的不确定和模糊问题。"凡药皆须采之有时日，阴干暴干，则有气力；若不依时采之，则与凡草不别，徒弃功用，终

无益也。"与前段相合，知药名之起，缘其有气力，气力即功效。由于古人认识方法和水平的限制，对治疗功效的把握只是感觉印象，而非精确的把握，结果是"药材贯众的品种极其复杂，据资料统计，全国各地使用贯众的原植物共计五科二十九种"[①]。出现这种情况的原因，就在于将其非本质属性——功效的相似或一致作为划分外延的根据。更为关键的问题之一是所谓功效的确定，也是依据主观感受，缺乏精确的、客观的标准，其直接后果之一众说纷纭，缺乏一致性。

对名实关系的讨论，虽只见于《千金方》的某几章，但确定概念内涵与外延的这种思想方法贯穿于《千金方》全书的始终。实际上，《千金方》的这一思维方式，是中医自始至终的基本思维模式，并延续至今未变。

这种思想与方法的应用，使《千金方》中的概念只是功能描述的概念，其概念体系也是功能描述的概念体系。"凡诸孔穴名不徒设，皆有深意。故穴名近于木者属肝，穴名近于神者属心，穴名近于金玉者属肺，穴名近于水者属肾。是以神之所藏，亦各有所属。穴名府者，神之所集；穴名门户者，神之所出入；穴名舍宅者，神之所安；穴名台者，神之所游观。穴名所主，皆有所况，以推百方，庶事皆然。""穴名所主，皆有所况"，况，概，比拟，所指也。概念是对某种功能的概定。这一思想方法具有普遍意义，"以推百方，庶事皆然"。所以"夫三焦者，一名三关也，……有名无形，主五脏六腑往还神通，周身贯体，可闻而不可见，和利精气，决通水道，息气肠胃之间，不可不知也"。三焦这一概念显然只是对某些生理功能的概定。

二、《千金方》中五行及其他理论概念的实质

五行及其他抽象概念的内涵，实际上是人们感性认识，但被作为事物的本质属性，是人类认识能动性的体现和产物，又被人们作为从外部、整体的角度把握事物的思想工具。木、火、土、金、水的逻辑起点的内容就是对客观事物及形态的感性经验，但被赋予本质规律的意义，被作为普遍规律应用，是一种理论工具。

这种认识方法，绕开了由于条件限制不能从纵深的层次，从结构和严格的实验的认识途径认识事物本质的方法障碍，达到对事物现象的总的理性把握，使人类零散的经验得以系统化，有利于人类的实践活动。

看一个具体的例子。"欲疗诸病，当先以汤荡涤五脏六腑，开通诸脉，治道阴

① 湖北中医学院编：《中药学》，70 页.

阳，破散邪气，润泽枯朽，悦人皮肤，益人气血。水能净万物，故用汤也。若四肢病久，风冷发动、次当用散。散能逐邪，风气湿痹，表里移走，居无常处，散当平之。次当用丸，丸药者，能逐风冷，破积聚，消坚辟，进饮食，调和荣卫。能参合而行之者，可谓上工。"

对汤药、散药和丸药主治功效的不同，孙氏是以其对药物剂型形态的不同直观印象作为理解的钥匙。药物的水溶液、药物细末和药丸分属于不同的剂型，其不同点在于形态。在孙氏的观念中，形态的差异决定不同剂型药物治疗作用的差异。同样的口服，同样是通过胃肠道吸收，其治疗效果的快慢和适应证会有如此明显的差别吗？这显然是不可能的，真正的原因在于药物的成分、剂量，水溶抑或脂溶、病人胃肠道功能等许多因素。剂型也许是一个间接原因，但不是孙氏所认为的那样重要，是本质原因。

对此，可做出合理的推论，关于汤、散、丸剂的治疗效果的区别，可能是经验结论。这是问题的一个方面，但并非关键所在。关键在于把对事物外部形态的直观印象作为解释、把握及推广这种经验的依据，作为对经验的本质认识。这就是《千金方》理论体系的实质所在。

可见，《千金方》中，对事物的认识过程，不是对事物本质属性与非本质属性的区别过程，没有区分事物本质属性与非本质属性的趋势。这是中国古代科学具有的共同认识论特点。"寒食散发动者，云草药气力易尽，石性沉滞，独主胃中，故令数发。"这里论述的是石质药物引起副作用的理论原因及其与草本药物的区别所在。石质药物容易产生副作用，这是经验。对这种经验的理论的、同时也作为本质的解释过程，是把对石质药物的非本质属性的认识作为其本质属性的过程。草木药与石质药相比较，一轻一重，这是人们共同的感性经验，是不同物质比重差异给人造成的印象。孙氏则认为比重的差异是副作用有无的原因，是决定副作用有无的本质所在。石质药的副作用，在于其"沉滞"（重），沉滞则不易运动，停留在人体内的时间长，所以出现副作用。草木药物则相反。对药物副作用，不是从其药物化学成分出发，而是从其比重的差异出发来论述，正是把非本质属性作为本质属性的过程。

必须明确的是：对事物的认识，不区分其本质属性和非本质属性，而把非本质属性，往往是人的感觉经验，作为本质属性的目的，在于对经验系统化和推广应用。换句话说，这种认识事物的方法是实用的和有效的，特别是在整个自然科学技术水平不发达的情况中，这是一种有效的认识事物，尤其是组织和推广经验的手段。例如，孙氏说："暮卧常习闭口，开即失气且邪恶从口入，久而成消渴及失血气。""口"是人体体表的破缺部，是出入的通道，内外物质、信息赖以交流。孙氏对具体的体外致病因素侵入人体的途径不清楚，而归结到口这一破缺部。这一归结概括了传播途径，是总的整体的理性把握，又是将片断直观经验作为本质的过程。后世温病学家在这一思想的影响下提出"温病自口鼻而入"，把传染病的传播途径全归结为口与鼻，实际上包括了现代传染病学所指的所有传播途径。

《千金方》的这一认识方法与目的，直接导致其医学理论的模型形式。

三、从概念形成体系的条件与过程

在《千金方》中，具有上述特点的概念形成了统一的、整体的理论体系，各方面的医学和治疗经验都得到理论合乎逻辑的解释。在从单个概念、从哲学概念、从经验与事实到理论系统的过程，依赖两方面的条件。

其一，《千金方》理论体系涉及的各个方面的有着相同的认识目的——人体疾病的防治，相同的认识对象——人体、疾病、病因、药物、养生和治疗，相同的认知方式——只求得对事物外部表现的总的、功能把握与理解，并能作为理论工具推广经验。因此，事物的外在表现在人脑中形成感觉印象，总是被作为理解把握事物的工具，非本质属性被赋予本质属性的意义。

其二，人的主观能动性的作用，在此尤其是指人的意识对于客观世界的能动反映的作用。意识的能动反映特征是形成体系的更重要的条件。

在孙氏理论模型体系的建立过程中，上述两个条件实际上是交织在一起的，认知方式之中就有主观能动性的体现。二者的结合使模型体系得以形成并推广应用。

（一）认识目的

孙思邈构建医学理论体系的目的不是追求关于人体、疾病及防治真实知识，而是以济世活人为目的，"一方济之，德踰于此"。这与近现代医学追求准确客观的知识体系有本质差别。因此，孙氏所构建的知识体系以理解和解释经验方法为目的，其理论是建立在这些知识基础上的理解和应用工具。这正是孙氏采用特殊的认知方式的原因。

这种认知方式，就是把对事物的感性经验作为本质属性，从而作为理解和把握事物外部现象的工具。前面讨论的是事物本身的感性经验被作为理解这一事物的现象及主体有关经验的工具，这是孙氏认知方式的形式之一。另一种方式是把对甲的感性经验提高到理性高度，并推广到乙、丙等其他事物之中，作为认识新事物与现象、理解其他事物与现象的工具。

例如，关于养生原则，孙氏如是说："人生大限百年，节护者可至千岁，如膏用小炷之于大炷。众人大言而我小语，众人悖暴而我不怒，不以事累意，不临时俗之议，淡然无为，神气自满，以此为不死之药。"此处，孙氏显然把对膏烛的直观经验作为理解人生死现象的媒介，是理解和解释的理论工具。同量的膏，制成粗细不同的烛，使用的时间长短不同，但亮度与时间呈反比关系；人的活动如同膏烛之用，活动多，相当于大炷膏光，因而生命时间不长，活动少则相反。所以保生长命基本方法就是"节护"，即节约保护之意。在这里，有一个未明言的前提，即人体生命活动规律与膏烛燃烧照亮规律的同一。这在孙氏思想中并没有意识到，也没有深究，可能是作为公理而假定，抑或是与其认识目的不相符合而不作为研究对象和范围。

我们再看一段论述，"儿三岁已上，十岁已下，视其性气高下，即可知其夭寿大略。儿小时识悟通敏过人者，多夭，则项托颜回之流是也；小儿骨法成就，威仪回转迟舒，稍费人精神雕琢者，寿；其预知人意，回转敏速者，亦夭，即杨修孔融之徒也。由此观之。夭寿大略可知也，亦由梅花早发，不睹岁寒，甘菊晚成，终于年事。是知晚成者，寿之征也"。

如果分层看这段的推理。首先，孙氏提出一个命题，"儿三岁已上，十岁已下，视其性气高下，即可知其夭寿大略"。认为小孩的"性气"与"夭寿"之间存在着必然联系。其次，举例论证这种联系。值得注意的是，这些例子是个别的但真实的经验。传说中项托、颜回的早夭且他们聪慧过人；但这两种现象之间的关系并没有经过严格考察和论证，其普遍性没有得到充分论证。最后，孙氏对这些真实的经验做出了理论解释。这种解释不是建立在对人体及其运动变化规律的准确把握基础上，而是通过把对花的感性经验本质化后推论到关于人的寿命与聪慧愚钝之间的关系上而做出的。"梅花早发"，"甘菊晚成"，早发者早谢，晚成者晚凋，这是人对花的感觉经验，是正确的知识。但孙氏将其抽象为"晚成者，寿之征"（相应还有"早发者，夭之兆"）的规律而作为理解有关人的生命现象的工具。

求得对事物的理论理解与把握是《千金方》认知方式的核心，也是其理论体系的最基本特征，这一特征决定《千金方》理论体系的模型性质。同时，这种认知方式，尤其是第二种形式的认知方式是形成理论体系的重要条件，只有通过这一方式，才有可能用某些理论将众多的事实、现象、经验等组织成相互联系的体系。

（二）认知方式

有关认知方式的讨论，实际上已涉及理论体系建立的第二个条件——意识在认识事物过程中的主观能动作用。这种能动作用是《千金方》理论体系建立的关键。意识的能动作用在感性认识和理性认识两个阶段都起着积极的作用。下面具体阐述这一问题。

大家知道，认识过程中，主客体是相互影响的。客体的内容及其所处的环境限制主体的认识内容，主体对客体及其环境发生作用，也影响主体的认识内容。主体对认识内容的影响表现在：其一，对于相同客体对象，由于感觉主体生理系统在功能上的差异、感觉主体所处认识环境的不同，会导致主体产生不同的感觉印象。其二，主体内部的各种社会因素（包括立场、观点、方法、目的、经验、知识、意志、情感等）渗入到认识过程中，从而对认识的方法，尤其是内容产生重大影响。有人将能动作用的各种因素归结为主体的社会经验——知识结构系统[①]。主体的能动作用主要是能过社会经验——知识结构系统的作用而实现的。通过意识指导下自觉运用主体已有的理性知识，来调节自己的认识活动与过程而实现的。

前面提到的对事物现象从总的、功能把握的方式，就是能动作用的表现之一。孙氏确立的认识目的正是通过能动作用实现的。当我们不能从纵深层次、结构严格控制实验把握客体时，只能用感性经验作为理解把握事物现象的钥匙，达到实用的目的。

意识能动作用的最重要方面在于社会经验——知识结构系统对《千金方》医学理论体系的框架结构的影响。《千金方》中的五行思想就是孙氏的社会经验——知识结构系统中的哲学思想的移植。移植的目的在于对医学经验进行分类，并建立起广泛联系的图景，达到对事物在思想中的把握。孙氏在创立其完善的脏腑辨证体系时，是继承自《内经》的中医五行思想。这种继承的结果是其理论框架结构、认识事物的方法与《内经》相一致。

对《千金方》的作者来说，五行思想及其他有关的思想是先于他存在的，孙思邈是通过学习哲学和医学著作，掌握医学理论和知识，掌握认识事物的方法。所以，"凡欲为太医"，除了学习医学著作之外，"又须妙解阴阳禄命，诸家相法，及灼龟五兆，周易六壬"。这是对前人的社会经验——知识结构系统的继承过程。

在医学理论框架中，最重要的是有关五行概念内涵的集体属性的特点。

---

① 姚劲超. 论主体在产生感性认识过程中的能动作用. 中国社会科学, 1986, （2）: 115-130.

在《洪范》中，五行的内涵较简单，可在《千金方》中，五行作为整个类的元素和起点，内容丰富复杂，实际上是类的元素的属性的集合。前面谈到，归类的标准是事物在人们意识中印象一致，是事物的外在属性在人们脑中形成的印象的一致；当事物归类完成后，被归类的事物的属性又获得标准的意义，作为新的标准，丰富扩大类的范围，推广扩大类的内涵和外延。如木与春季相配，木类的内涵就加入春季万物生长这一特征，"生"这一印象与"木曰曲直"获得相同意义的同时，"生"这一特征就可赋予肝、胆等其他已归入木类的元素。作为思维工具，可以与对事物本身的感性认识无关。因此，五行概念的内涵实际上是类的元素的属性的集合，具有这些属性的事物现象则是整个类的元素，用五行统而概之，其内涵与外延随着实践的发展而不断扩增。五行概念内涵的集体属性的特点就这样发展与丰富起来。

五行概念这一特点，是它能作为医学理论起点，作为框架结构核心逻辑的前提。五行要阐明的有人体的结构、功能、病因、病理变化、药物、药物治疗过程、人体生命的过程以及养生、饮食和生活、环境、气候等许多方面。每个方面都是如此得复杂，"木曰曲直"是怎样也演绎不到这么多的方面的，而采取元素属性集合的办法能有效地解决这种一与多的矛盾。

正是在这一前提下，有关人体结构与功能的归类和理论说明从肝入手，有关食物、药物的归类和理论说明从味道入手，有关空间的归类和说明从前后左右四方入手，有关时间则按先后次序和循环相继的关系入手。这些属性及元素之间的联系又从最基本的五行出发。通过这一过程，《千金方》的医学理论体系就建立起来了。孙氏用这一体系，可以从最基本的有关人体的知识推演到某味具体的药物、某个穴位、某种养生方法等。

因此，五行概念集体属性的建立过程，就是其医学理论模型建立的过程。

四、结语

中国传统医学有两千多年的历史。春秋战国至秦汉时期，中医理论体系的基本内容业已确立。唐代名医孙思邈继承和发扬了前人的成果，他的著作《千金方》第一次以比较完整、系统的形式把中医理论体系表述出来，为其后中医学的发展奠定了基础。

本章所分析的是《千金方》中所表述的形式较完善的中医理论，揭示这一理论的形式、实质与逻辑建立过程。

　　任何一种理论，都受制于创立这一理论的目的与方法，《千金方》中的医学理论也不例外。其认识目的在于直接的实用性，以理论的直接有用与否作为判断取舍的标准，而不是以其理论对客观描述的精确为标准；因此在《千金方》中，没有采取从结构认识功能，从严密的实验认识相互关系的方法；而是用朴素的哲学思想——五行作为理论的框架，以人对个别具体事物的感觉印象作为归类、把握理解事物现象与经验的钥匙，达到对事物整体的、经验的把握。在这一过程中，没有区分事物本质属性与非本质属性的趋势，对事物本质属性的把握，不被作为认识的目的，但其理论描述的关系又总是对本质属性的一种间接的思想上的把握。这是由于其医学理论体系的实践特点所决定的。实践中的有效无效是理论被取舍的重要标准。

　　因此，《千金方》中的理论体系是一种模型体系，是建立在实践基础上的，人们理性把握客体的产物，是思维中存在的想象的客体。模型建立的基础是人们长期医学实践中积累的大量医学经验，模型也正是要说明、组织和解释这些经验。实际上，《千金方》的医学理论模型是组织、整理和推广应用医学经验的理论工具；同时，作为理论工具，又有利于后人的学习，有利于医学经验和知识的传播。这就是《千金方》医学理论体系的实质。

　　在理论体系内部，理论体系的各个部分，是通过五类元素的内部关系和其间的生克关系而实现相互联系转换的，理论所需要说明的事实现象与经验及其间的关系，在理论模型中通过上述通道而实现。因此，研究对象存在的客观联系限制了这一模型的内容，而模型又是主体能动反映客观世界的体现，模型与原型之间相互依存，而原型更为基本。

　　受古代整个科技水平和思想方法的影响，《千金方》的理论模型也存在着不足之处。其理论的非结构、不是从事物本质属性出发而把握事物的方法，限制其理论对事物的结构和因果关系的准确把握，限制其理论的进一步发展和推广应用。在继承《千金方》理论体系的过程中，除保留发扬其丰富的医学经验之外，必须实现方法上的突破，把从整体的、经验把握客体的认识方法与局部的、精确的认识方法相结合，使其理论突破模型性质，向实质性描述性的方向发展。

第五章 近代中医衰落的历史轨迹——从被质疑，被边缘化到被否定

传承数千年的中国传统医学，在历史上一直是中华大地上的主导与主流医学。然而到了近代，因为西方近现代医学的冲击，在中国经历千年未有之大变局的同时，中国传统医学不可避免的逐渐步入了其衰落的历史进程之中。

第一节 中医的衰落

一、中外传统医学的交流

在西方近现代医学传入中国以前，中国传统医学随中外文化交流，很早就开始了与外国医学的交流历史，根据文献记载，最早的中外医学交流可以追溯到秦汉时期，在西晋至唐代时期逐渐增加。世界上许多国家都曾与中国有过医学往来，其中来往较为密切的国家或地区有朝鲜、日本、阿拉伯、印度、越南等。中外医学交流产生的效应可以分为两方面。

1. 中国传统医学的传播塑造了汉文化圈的医学模式

在强盛的历史年代，中华先进文化传入邻邦，如朝鲜、日本、越南等国，推动了当地医学的发展，塑造了汉文化圈的基本医学模式。

中国与朝鲜的交流早在公元前 2 世纪就开始了。隋唐时期，中朝交往更加频繁，当时已有高丽、新罗学生来我国学习医学。朝鲜医学制度曾仿唐制，设医学科，置医博士，以中国医书《本草经》《甲乙经》《素问》等书教授学生。在我国医学传入朝鲜的同时，朝鲜医学也传入我国。例如，陶弘景的《本草经集注》中，记载了不少朝鲜出产的药物，如五味子、昆布等；朝鲜治疗脚气的"高丽老师方"在唐显庆年间（656～660 年）传入我国，并为我国当时及以后的医家所运用。

中日交流从秦汉开始。南北朝时期，曾传入日本《针经》一套；随后来华的日本留学生将大量的中医医药典籍带回日本。随着我国医学和医学书籍大量输入

日本，在日本形成了所谓的"汉方医学"①。

　　2. 外国医学思想和技术传入中国，促进中国传统医学体系的丰富

　　汉朝时，印度的医学伴随着佛教传入我国。《隋书·经籍志》记载，仅那时被译成中文后来佚失的印度医学著述，就有《龙树菩萨药方》《龙树菩萨养性方》《婆罗门诸仙药方》《婆罗门药方》《乾陀利治鬼方》以及《释僧医针灸经》等11种计50余卷之多，其中尤以印度眼科医术对我国的影响为最大②。在唐朝时，阿拉伯国家的方药也渐渐地输入我国，其中单就《诸蕃志》记载，当时传入我国的就有乳香、没药、血竭、木香等多种药物。宋朝时，苏颂等人还在《本草图经》中，记载了胡薄荷等阿拉伯药物的名称。元朝时，元世祖忽必烈在至元七年（1270年），设立了一家名叫"广惠司"的阿拉伯式医疗机构，其中所用药物，也都采用阿拉伯医生配制的回药③。

　　外国传统医学传入的结果是外国医学思想和技术融入到中国传统医学体系当中。近代以前，在中国传统医学与其他地区的传统医学接触过程中，从未见有互相非议、排斥的记载。二者之间不仅能和平共处，而且还互相借鉴对方医学的长处为自己所用，使自己的医学得到进一步的提高。

　　这种结果的背后有两方面的原因。一方面，由于两者都处于农业文明社会阶段，在此基础上滋生出的医学理论体系虽然在外在的表现形式上有所不同，但实质上并没有太大的差别。外来传统医学与中国传统医学的思维方式相同，医疗方法相近，两者的医学理论都具有抽象的、整体的、朴素的基本特征。所以在中国传统医学接纳一些外来的医学成果时，对自身的理论体系不会产生根本上的影响，相反会很快纳入自己的理论体系当中，为自己所用。另一方面，中国传统医学的固有完善的传统理论体系，外来医学根本无法与之相比，更无法超越这一体系。中医理论本身的哲学属性具有很大的涵容性，有足够的间隙来接纳外来思想和经验并丰富自己的体系。

二、西方近现代医学与中国传统医学的碰撞

（一）西方近现代医学传入中国

　　西方医学的古代历史可以追溯到两河流域、古埃及时期，在古希腊、古罗马

---

① 甄志亚. 中国医学史. 上海：上海科学技术出版社，1984：51-52.
② 甄志亚. 中国医学史. 上海：上海科学技术出版社，1984：85.
③ 甄志亚. 中国医学史. 上海：上海科学技术出版社，1984：109-110.

时期，古代西方医学发展成熟。在近现代医学西方诞生之前，西方医学的主体就是指古希腊、古罗马时期的医学。但是，基于近代科技革命的西方近现代医学与古希腊、古罗马时期医学有根本性差别。古希腊医学认为疾病是由机体内部各部分之间的不协调引起的，而西方近现代医学认为疾病是由病原体微生物入侵或内部组织细胞的异常引起的。区别的根本性根源，其实就是以强调"整体主义"为基础的古希腊医学，与以强调"结构功能主义"为基础的西方近现代医学在本质上的差别。文艺复兴以后，西方医学开始了由经验医学向实验医学的转变。实验医学是以解剖学为基础，以分析、实验与实证为特征的一种医学研究形式。西方近现代医学的开始，以维萨里在 1543 年发表的《人体构造论》，建立了人体解剖学为标志。17 世纪，实验在研究过程中的应用，使生命科学开始步入科学轨道，其标志是哈维发现血液循环。

明朝末年，西方国家的传教士在中国传教过程中开始把西方近现代医学带入中国。其中较早且最著名的是意大利天主教士利玛窦（Matteo Ricci，1552～1610 年），他于 1582 年到广州，1601 年到北京。随后，龙华民（Nicolas Longobardi，1559～1654 年）、艾儒略（Jules Aleni，1582～1649 年）、汤若望（Johann Adam Schall von Bell，1592～1666 年）、邓玉函（Johann Schreck，1576～1630 年）、罗雅谷（Giacomo Rho，1593～1638 年）等相继来华，他们先后翻译出版包括医学在内许多西方科技方面的书籍。例如，邓玉函译述的《泰西人身说概》，罗雅谷、邓玉函、龙华民译述的《人身图说》等书，把欧洲的解剖、生理学知识介绍到我国。17 世纪末，法国人巴多明（Dominique Parrenin，1663～1741 年）用满文译述人体解剖学，定名为《钦定格体全录》，因遭到清廷保守派反对未能出版，译稿被收藏于宫中[①]。19 世纪后，进入中国的传教医师逐渐增多，1829～1844 年在广州行医的传教士医师，记载可查的有 1827 年来华的郭雷枢，1834 年到广州的伯驾，另外有布雷德福、裨治文（Elijah Coleman Bridgman，1801～1861 年）、合信、雒魏林（William Lakhart，1811～1896 年）等人。1835 年，美国传教士医生伯驾在广州开设"眼科医局"，这标志着近代西医正式进入中国内地城市。鸦片战争后，一系列不平等条约规定了外国有权在通商口岸开设医院。西医的诊所、医院、学校等从此陆续在中国各地出现。在 1850 年，中国只有 10 家教会医院，到 1889 年，在中国的教会医院增至 61 家[②]。在此期间，以 1850 年英国传教士医生合信出版的用中文

---

① 甄志亚. 中国医学史. 上海：上海科学技术出版社，1984：106.
② 李经纬. 中外医学交流史. 北京：人民卫生出版社，1999：311-320.

写成的《全体新论》为开端，陆续地出版了一批中文西医著作，并为中医和公众所接触，在社会上产生影响，渐渐地开始对中医理论的可靠性和真实性产生冲击效应。

（二）西医进入中国后对中国传统医学的挑战

西方近现代医学传入中国之时，正是欧洲人挟先进科技文化武装的军事优势征服全球之时。在西方先进的科技文化面前，基于农业文明的世界各地传统知识和技术文化逐一受到冲击，中国与中医也不例外。在此之前，西方近现代医学早已取代古希腊医学成为欧洲大陆的主流医学。这时的中国传统医学在面对如此先进、强势的西方近现代医学时，呈现出来的不再是历史上曾经有过的高人一等的优势姿态，其理论体系和技术优势也不再是像以往那样坚不可摧。历史上成功过的将外族思想与理论融入自身理论的努力，虽然被再次尝试，但结果令人沮丧，中国传统医学与西方近现代医学的理论体系根本无法相融合，二者在理论体系上有本质的不同。中国传统医学的理论体系是强调"整体主义"，而西方近现代医学强调的是"结构功能主义"。在认识事物的过程中，中医是依靠直觉、觉悟、理解与解释的方法，而西医是依靠分析、解剖、实验与实证的方法。所以在西医传入之初，不少中医冀望融通西医的态度是积极的，但在接触后并进行融通努力之后发现，中医自身的理论体系根本无法接纳、吸收西方现代医学的成果。两者在理论体系之间的矛盾无法调和，其直接后果之一是，中医界对此产生了分歧，一种是主张向西医学习，向欧洲一样将西医作为主流医学，另一种是从开始试图接纳包容西医转向了与西医的对立与冲突。

（三）西医得到社会认可，逐渐威胁到中医的生存

士大夫阶层作为中国的知识分子群体，在中国历来掌握知识与技术的话语权。因此，士大夫阶层，尤其是由士大夫阶层走出来成为官员的当权者的认可，对西医的发展至关重要。有必要指出，中国历史上的士大夫，从小接受儒家教育，而中医的基本哲学思想、思维方式与儒家文化具有同质性，因此，在文化层面，士大夫与中医具有天然的内在联系，能够完全理解中医的具体理论解释。此一现象被称为"文仕通医"。

西方近现代医学在中国传播的过程中，逐渐得到中国士大夫阶层的认可。洋务运动时期，洋务派们试图用西方的科学技术来弥补中国文化上的缺陷。李鸿章

出任洋务大臣时，接过魏源"师夷长技以制夷"的口号，并努力实践之。1878年，李鸿章的妻子突然发病，服用很多中药难见其效，最后李鸿章找到了当时在天津的英国传教士马根济。马根济采用手摇电机诊治法挽回了李鸿章妻子的性命①。妻子的病愈，使李鸿章对西医更加重视。1880年，在李鸿章的积极倡导下，创办了近代中国第一所规模完整的私立西医医院——北洋医学堂。北洋医学堂的开设表明西医已经得到了当时社会中一部分人的重视和认可，另一方面也表明了西医确实能够解决实际的卫生需要，寻找到稳定的生存空间，实际上成为国人中医之外的另一种就医选择。

三、中国传统医学面临质疑

（一）《医林改错》——内部的质疑

进入19世纪后，在西方近现代医学进入中国，冲击中医的观念和可靠性的同时，在中医界内部也开始出现对中医自身传统理论体系质疑的声音。1850年，英国传教士医生合信出版了由清代著名医家王清任（1768～1831年）所著的《医林改错》一书。《医林改错》一面世就在中国医学界引起了巨大的震动，《医林改错》是一本颠覆中医传统脏腑学说的医学著作，对中医2000年的传统理论提出了挑战。该书作者王清任曾在瘟疫流行的灾区实地观察未掩埋的儿童尸体，"每日清晨，赴其义冢，就群儿之露脏者细视之"，并且还到刑场细致观察受刑人，以及询问经常见过真实脏腑之人。经过长时间的观察和考证，绘制了大量的脏腑图。"余于脏腑一事，访验四十二年，方得的确，会成全图。"结果他发现先前许多医书记载的脏腑学说不正确，必须改正。于是在他所著的《医林改错》一书中详细地记载了他重绘的脏腑图以修正古人的错误。王清任还把其对脏腑观察的经历放在首篇论述，并且强调"今余刻此图，并非独出己见，评论古人之短长。非欲后人知我，亦不避后人罪我，惟愿医林中人，一见此图，胸中雪亮，眼底光明，临症有所遵循，不致南辕北辙，出言含混，病或少失，是吾之厚望"②。

王清任的《医林改错》对中国传统医学的颠覆，不仅仅是表现在对一些传统理论的否定，更重要的是它从方法论上改变旧的医学研究模式。在《医林改错》一书中，可以清楚地看到，王清任取得的医学成果大部分是他在其解剖学认识基

---

① 海天. 中医劫：百年中医存废之争. 北京：中国友谊出版公司，2008：159.
② 王清任. 医林改错. 北京：中国中医药出版社，1998：4.

础上推测、整理出来的。这就说明了王清任在医学研究的过程中，以与西方近现代医学相同的"实证"医学模式替代了以"思辨"为主的传统医学模式。这在当时产生巨大的影响，同时也触动了被人们认为的不可动摇的传统意识。可以说，中国传统医学从气、阴阳、五行的思辨模式向实证解剖模式的进展，其本身就是一场有意义的革命。根据现有的资料，无法考证王清任是否接触过西医，但王清任确实在自觉与不自觉间，偏离并颠覆了沿袭数千年的传统中医思维方式的轨道，靠近了西方近现代医学的研究道路。在当时西方近现代医学传入中国引发对中医质疑的情况下，王清任建立医学理论的思路与方法，是一种发自内部的冲击。

（二）俞樾的《废医论》——文化的质疑

俞樾（1821～1906 年），字荫甫，晚号曲园居士，曾任翰林院编修、河南学政等职。其生平有大量著述，尤能确守家法，有功经籍，被认为是一代经师。《清史稿》有传[①]。

俞樾是近代最早提出废止中医主张的人。1879 年，俞樾开始所著《余楼杂纂》一书，该书第四十五卷专列"废医论"一章，明确提出了废除中医的主张。该书共七千余字，分七个篇章。包括"本义篇""原医篇""医巫篇""脉虚篇""药虚篇""证古篇""去疾篇"。其核心思想是从医巫同源的起源、经典著作的真实性、古代圣人对医学的态度、诊断方法的有效性、药物的有效性、疾病的本质（是心理影响而不是中医所言自然、饮食、社会等原因）等，全盘否定了中医。后期俞樾又有一篇两千余字的"医药说"，修正其对当时中医所用药物的全盘否定态度，被后人称为"废医存药"思想的源头。关于俞樾对中医的态度，对中医持肯定态度者认为，俞樾毕竟不懂得医学，包括中医与西医，因而被称为"非医论医"，并认为《废医论》一文基本是一篇不通之作，"文中所述废医之理，毫无立论根据。其谬误之处，一望可知"[②]。但是从另一个层面看，俞樾提出的中医本身存在的问题，至今仍然困扰着中医，并没有得到完美的解决。

另有一条值得关注的学术线索。俞樾的学生之一章太炎，曾有《论五脏六腑无定说》一文否定五行学说，主张完全废弃五行理论。章太炎在日本讲学期间曾影响在日本求学的余云岫，后者是我国 20 世纪 20 年代废除中医运动的领军人物。

俞樾作为清代一位善治经学，尤长考据的学者，在并未接触到西医的背景下，

① 甄志亚. 中国医学史. 北京：人民卫生出版社，1991：428.

② 甄志亚. 中国医学史. 北京：人民卫生出版社，1991：430.

对中医持如此负面态度，主张废除中医，这让人确实难以理解。在医学史界上，有一部分学者认为，俞樾废医论思想的产生与当时中国文化界某些人提出"全盘西化"的思想有关。但除此之外，较为现实的看法是，俞樾废医论思想的产生与其自身在生活中所遭遇的不幸有更为密切的关系。俞樾的大女儿婚后不久，丈夫便突然病故。1866 年，次子祖仁因大病，几近残废。1872 年，俞樾的长兄余林病逝。1879 年，夫人姚氏病故，随后俞樾的长子绍来、次女绣孙、孙媳彭氏相继去世。俞樾身边的亲人一个个相继离去，在这种情况下，遭受重大打击的俞樾对中医产生不满的情绪，可以说是一种很自然的事情[①]。所以，俞樾废止中医的思想并不是对中医在学术上好坏、优劣思考的结果，而是反映出当时民众解决健康与疾病的要求，与当时中医现实的医疗水平不足之间的一种矛盾。这种矛盾对当时的西方近现代医学来说，同样是存在的。

四、中国传统医学走向衰落

19 世纪后半叶，中国传统医学所面临的内外社会环境悄然发生着某些变化，直接或间接影响中医的现实存在。首先，在人们看来，以"实证"为特征的西方近现代医学比以"思辨"为特征的中国传统医学在理论上更有说服力、更准确、更客观、更理性。其次，就当时的情形比较，在某些医疗手段上，西医确实有比中医高明的地方，比如眼科、外科、麻醉药物、检疫制度等。再次，中医内部开始对中国传统医学理论体系出现质疑。最后，中国传统医学无法满足当时的社会需求，引起社会对医学的不满，面临着信任危机。

但是，此时得到部分士大夫阶层认可的西方近现代医学还无力全面挑战中国传统医学的地位。原因包括：第一，19 世纪西方的临床医学只是初露端倪，远没有全面发展完善起来，在这个时期的中国疆域内，中医学在临床实践经验方面具有一定的优势。第二，中医是一个早已自我完善的医学体系，在汉代基本确立其理论体系，一直就是国人的主要选择。中医的理论与国人的文化思维习惯、行为模式具有一致性、相容性和易接受性，具有文化优势。第三，这一阶段，近代西方医学传播流行的地域范围有限，只是分布在的少数几个沿海、沿江开放口岸城市，且规模相对较小。但不可否认的是，在外部的冲击和内部的质疑下，2000 年历史的中国传统医学已经开始出现衰落的迹象。

---

① 郝先中. 俞樾"废医论"及其思想根源分析. 中华医史杂志，2004，（3）：187-190.

第二节　中医被边缘化

在近代历史上，中医衰落的更进一步境地是失去政治制度的保障和丧失学术上的主流地位。

一、戊戌变法对中医官方地位的冲击

1894 年，清政府在中日甲午战争中的失败，对国人造成极大的震撼，知识界反响尤为强烈。日本与中国原本同属受西方列强欺凌的国家，但自明治维新之后，日本在短短的 40 年迅速崛起，并且击败中国，这使清政府政府不得不重视日本明治维新的经验。维新派要求效仿日本，寻求变法的呼声不断高涨。

维新派人士认为日本的模式是能使中国以最快的速度强盛起来的范式，认为日本的一切都可以照搬。因此，在这种思潮的引导下，效法日本废止汉方医之举措对中国医政体制进行改革，逻辑地被认为是最佳模式。在17～18 世纪，原本早已流传到日本的中国医学，在日本被视为先进文化。中医学在日本称为"汉方医"。在 18 世纪后期，汉方医与输入日本的荷兰医学折中结合，称为"汉兰折中派"。明治维新开始以后，在1871 年，新任卫生局局长推行全面西化政策，下令以 15 年为期，全面取缔汉方医。至 1906 年，经过 30 余年基本达到了废止汉方医的目的，而近代医学也在日本得到了飞速发展[①]。

1897 年，维新人士康广仁在澳门创办的《知新报》，并在《知新报》上开辟专门介绍西方医学知识的专栏。另外像维新派人士梁启超、著名学者严复等人都积极倡导西医，批判中医，强调西医科学为强国保种之根本。

1898 年，光绪皇帝颁布《定国是诏》诏书，宣布效仿日本，进行变法。在变法期间，光绪帝接受维新派的主张，创立京师大学堂，并同时下谕："医学一门，关系至重。于应另设医学堂，考求中西医理，归大学堂兼辖，以期医学精进。"之后清廷颁布《钦定京师大学堂章程》，规定大学分科仿日本体例，共七科，医科为第七科，下设医学、药学两目，之后医科又被列为第四科[②]。可见，此时的西医学在统治者眼里已是关系重大的学科了。此处的医科，其内容已不是自汉唐开始的五脏六腑、十二经脉、风寒暑湿燥火、寒热温凉、君臣佐使了，而是解剖、生理、生化、病理、药理、细菌病毒。

---

① 李经纬. 中外医学交流史. 北京：人民卫生出版社，1999：311.
② 北京合众大医院开院志盛. 万国公报，第 207 册，1906 年 4 月.

二、留日医学生及其导致的中西医力量格局的逆转

（一）留学日本与留日医学生

中日甲午战争后，处在严重民族危机之下的中国人要求向日本学习，以挽救民族危亡，振兴中华。在 19 世纪末 20 世纪初，许多中国学子东渡日本学习西方现代科学技术，其中在留日学生中不乏大量学习西医学的留学生。清末这批留日医学生是中国历史最早的留日医学生。1902 年的调查显示在日本的 272 名留学生中，已有三名学习医学。1904 年留日医学生在校人数为 23 人。1905 年起，留学生人数逐渐增多，1907 年达到高峰，其中千叶医专由于与学部签订招收中国学生办法，人数最多。到 1911 年前，有姓名可考留日医学生共 163 人[①]。

（二）留日医科学生推动中国西医的发展

留日医学生学成回国，不仅改变了原来西医仅依靠西方教会和传教士医生传播的局面，而且同文同种的背景，以西医身份宣传与行医，更能为国人所接受。这一现象导致的影响是多方面的。

第一，向国人宣传西医学知识。留日医学生为让更多的国人接触、认识西医学，他们通过创办杂志、报纸等方式向国人大力宣传西医学知识。留日医学生在日本亲身体验到西方的现代科学技术给日本带来的变化，他们认为要使中国富强就必须向国人输入现代知识，让国人了解、掌握包括西医学在内的西方现代科学技术。基于这一目的，留日医学生模仿日本和欧洲同行已经成熟的经验，除了行医以解除民众疾患之外，还组织社团、创办杂志，向民众宣传医学科学和科学精神。1906 年，千叶医专的中国留学生发起组成"中国医药学会"，此会会员除日本各校医药专业的中国留学生外，还吸收国内的医学人士。1907年该会创办《医药学报》。1907 年春，金泽医专的留学生成立了"中国国民卫生会"，出版通俗性医疗卫生杂志《卫生世界》。此外，留日医学生归国后也创办了大量的医学杂志，如历家福主编的《医药观》、侯希民主编的《卫生丛报》《民国医学杂志》等[②]。

---

① 李喜所. 近代中国的留学生. 北京：人民出版社，1987：149-154.
② 牛亚华. 清末留日医学生及其对中国近代医学事业的贡献. 中国科技史料，2003，（3）：229.

　　第二，大力推广西医学教育。清末留日的医学生对中国近现代西医学教育的发展做出了巨大贡献。他们创立的西医学校不仅为当时培养出许多一流的西医学人才，而且有些还绵延至今，成为今天我国著名的高等医学学府。如留日归国学生韩清泉、历家福、汤尔和等人在 1912 年创办的浙江医学专门学校，是中国人自筹资金创办的最早的现代医药专门学校，也就是今天的浙江医科大学的前身[①]。毕业于日本金泽医学专门学校的周颂声参与了我国第一所国立医学校——北京医学专门学校的创建工作，并出任教务长，此学校也就是今天的北京大学医学部前身。此外还有有留学日本经历的褚民谊、余云岫、蒋可宗、周威、汪企张、汤蠡舟、郭琦元创办的上海私立东南医科大学也就是现在安徽医科大学的前身。1920 年，上海留日学生顾南群创办私立南洋医学院等[②]。同时，随着各类西医学院校相继建立，许多留日医学生回国投身医学教育事业，并成为各类学校的骨干。如上海私立东南医科大学的很多教职员就是留日归国的医学生，并且在学校中担任了诸多重要职位。

　　第三，推动西医行政法规的建立和完善。1912 年，曾为留日医学生的北京医学专门学校校长汤尔和上书教育部，要求政府公布自己起草的《解剖条例》。众所周知，解剖学是医学的基础，在中国的西医学校虽然均开设了解剖学课程，然而，中国长期以来受封建礼教束缚，对解剖尸体持抵触态度，解剖学课程的学习过程往往都是纸上谈兵。所以，作为北京医学专门学校校长的汤尔和认为政府颁布解剖条例是必要的，也是迫切的。1913 年，政府正式公布了《解剖条例》，这是中国历史上第一部由政府颁布的为医学研究之目的尸体解剖法令。这一法令的颁行，是中国医学史上的里程碑。汤尔和是颁行这一法令的直接推动者[③]。

　　此外，清末的留日医学生归国后，许多人士进入医药卫生行政部门从事医学管理工作，有些人还担任过重要领导职务，如伍晟，任北洋政府内务部卫生司司长；金宝善先后任国民政府中央防疫处处长、卫生部保健司司长、中央卫生实验处处长兼军医监理委员会委员、卫生署署长、卫生部次长等行政领导职务；侯希民，曾任哈尔滨防疫总局主任、绥远防疫总局会办、天津和北京卫生局长等职；方石珊，1925年任内务部中央防疫处处长，同时兼任北京市公共卫生事务所所长等[④]。这些曾是留日医学生的卫生行政人员在为西医学在中国的发展提供了行政上的支持。

　　① 吕顺长. 中日文化研究文库. 上海：上海古籍出版社，2001：121-124.
　　② 牛亚华. 清末留日医学生及其对中国近代医学事业的贡献. 中国科技史料，2003，（3）：228-243.
　　③ 曹丽娟. 人体解剖在近代中国的实施. 中华医史杂志，1994，24（3）：154.
　　④ 牛亚华. 清末留日医学生及其对中国近代医学事业的贡献. 中国科技史料，2003，（3）：228-243.

（三）归国后的留日医学生成为反对中医的主要力量

留日医学生不仅是西医学的推崇者和实践者，同时也是抨击中医思想与理论科学性、技术有效性的主要力量。日本废除汉方医给日本医学界乃至整个社会带来的变化对中国留日医学生的思想产生极大的影响，他们把近代中国医药卫生状况的落后归罪于中医，把中医药的存在视为中国落后的文化根源。这些留日医学生归国后，部分人成为废止中医的极端支持者。

曾经留日学习医学的余云岫被认为是民国时期废止中医派的领袖。他于1905年留日攻读物理，1908年改医学，1916年毕业于日本大阪医科大学后回国，曾任中央卫生委员，是最坚决的废止中医论者。早在留日期间，余云岫就作《灵素商兑》，并于1916年发表，开近代废止中医之先声。其后，又陆续发表《六气论》《我国医学革命之破坏与建设》等文章，把中医视为我国近代医药卫生事业发展的障碍，极力主张废止中医。他主张"倡科学之新医，而弃不根之旧医"。高喊医学教育必须仿效日本，而后来所提《废止旧医以扫除医事卫生之障碍案》中所列中医考试复训、禁止办校、禁止宣传中医等六条措施全系抄自日本[①]。

曾经留学日本大阪医科大学的汪企张也是主张废止中医的急先锋。汪企张主张"用政治手段，仿照日本当时取缔汉方医办法"，将中医"拼绝消灭"。1925年他发起上海医师公会并任书记，上海医师公会一直是历次"废止中医"舆论和政治行动的策源地，是近代反中医色彩最浓的组织。

三、中医与西医在体制内外的转换

（一）太医院的消亡

我国自封建社会初期，宫廷即设置医药机构。秦汉时置太医令，隋唐有太医署，宋改为太医局，金代始改称太医院，置提点为长官，明清相沿。清太医院归礼部主管，是"掌医之政令，率其属以供医事"的独立机构，除选拔人员要通过礼部外，平时则独立行使行政业务，清代太医院院使是正五品，总揽医药行政及医疗大权。清代"太医院"在顺治年间设置11科，后由于合并或取消而逐渐减少，

---

① 郝先中. 日本废除汉医对中国近代医学的影响. 皖西学院学报，2005，（6）：69-72.

至同治五年（1866 年），只剩 5 科。

清朝，"太医院"内设教习所教授学生。学生来源由医官保送，学习课程主要为《内经》《伤寒论》《金匮要略》《本草纲目》等，以及有关本专科的医书。学制三年，期满经考试合格录取者为医士[1]。这一教学与选拔方式乃前朝旧例。

此外，太医院还负责编纂国家颁布的官方医典。从唐朝开始，几乎每个朝代都会编著官方的医学药典。如《医宗金鉴》就是清政府命太医院院判吴谦为总修官领衔纂修之医学丛书。清政府于乾隆四年（1739 年）下谕太医院编纂医书："尔等衙门该修医书，以正医学。"吴谦等人受命后，对 18 世纪以前的历代医学著作加以校订、删补，并节录编辑，最后编纂而成《医宗金鉴》。《医宗金鉴》是宫廷医家集体智慧的结晶。自 1749 年起，清太医院将《医宗金鉴》定为医学生教科书[2]。实际上，这也是历代朝廷医药机构的共同职责。如在方书的编纂上，宋朝的《太平圣惠方》《太平惠民和剂局方》《圣济总录》等方书都是朝廷诏令太医们进行编纂的。可以说，在历代封建王朝中，太医院（包括金代以前的太医令、太医署、太医局）一直作为一种全国性医疗行政机构、医疗教育机构、兼皇宫医疗机构的多位一体的卫生中枢机构。作为全国性的卫生中枢机构，其理论基础就是中医。

1911 年，清政府在辛亥革命的风暴中灭亡，中国两千多年的封建王朝专制制度结束，太医院也随之消亡，中医在中国两千多年的官方地位结束，中医"下野"了。

（二）北洋政府卫生司的成立

辛亥革命后，中国政体发生变化，西医体系中的卫生管理体制与近代化行政管理制度相配套，因而被纳入政府的管理系统。北洋政府成立后，设立卫生司。卫生司的职能包括：传染病、地方病的预防和预防接种及其他卫生事项；海港及铁道的检疫；医师及药师的监督管理；药品和药业的化验及管理；卫生协会、地方卫生机关及医院有关事项的管理。另外有两个由卫生司直辖的卫生机关：卫生试验所和卫生展览馆[3]。从内容上看，北洋政府卫生司所依赖的理论基础是西医。由此开始，西医已经进入卫生司所涉及的各个部门。虽然当时卫生司还不是一个完善的卫生行政系统，如医学学术、医学教育、医师管理归教育部；公共卫生归内政部警察总署，

---

① 甄志亚. 中国医学史. 上海：上海科学技术出版社，1984：104.

② 甄志亚. 中国医学史. 上海：上海科学技术出版社，1984：117.

③ 邓铁涛. 中国医学通史：近代卷（西医篇）. 北京：人民卫生出版社，2000：184-187.

但北洋政府卫生司的成立标志着在政府医疗行政管理体系中，西医已经取代中医在医学界中的主宰地位，西医正式成为医学界的主流与官方思想。

四、"漏列中医案"

太医院的消亡与卫生司的设立，说明中西医之间不论在现实层面还是在制度、学术、文化层面上都发生逆转。从此医学界进入到了一个西医当朝、中医在野的格局。此后，发生了一件标志性的事件，使中医的生存和发展变得更加困难。

（一）"漏列中医案"的始末

1912 年 12 月，北洋政府教育部颁发《中华民国教育新法令》。《中华民国教育新法令》中有关医药教育规程令先后颁布过两次，分别是部令 25《医学专门学校规程令》和部令 26《医学专门学校规程令》。1913 年 1 月，教育部公布大学规程，大学分文、理、法、商、医、农、工七科。医学类又分为医学和药学两门，医学科目共有解剖学等 51 科，药学分为有机、无机化学等 52 科，二者均没有把中医药学列入[①]。这就是著名的"教育系统漏列中医案"。这次漏列案激起了中医药界的强烈抗议，上海神州医药总会等团体，联合 19 个省市的医学团体组织了"医药救亡请愿团"，推举叶晋叔、刘筱云、陈春园为代表进京，向国务院、教务部呈请保存中医中药，力求中医加入学校系统[②]。北洋政府及教育部在巨大的压力下，一方面表示废除中医的政策不会实施，基本同意"医药救亡请愿团"的要求。另一方面表示对中医学校课程暂缓议定，仍然没有将中医教育列入国家教育系统。中医界的第一次请愿抗争以失败而结束。

（二）"漏列中医案"是中国近代医学发展的必然结果

第一，"漏列中医案"是中西方文化、中西医学影响力此消彼长的外在表现。从中日甲午战争到"漏列中医案"，短短不到 20 年的时间，中医的地位一落千丈，这是因为作为中医学存在基础的中国传统文化在这个时期遭受普遍质疑。19 世纪，传统文化仍占据思想界的统治地位，西学除了被少数社会精英所接受外，整

---

① 教育部部令第 25 号，政府公告. 第 208 号：1912：11-25.
② 甄志亚. 中国医学史. 北京：人民卫生出版社，1991：487.

体上还是遭到排斥。甚至中日甲午战争以前，洋务派所坚持的"中学为体，西学为用"的理念，使中国人心理上的文化优越感也能基本获得保障。到了 20 世纪，在经历了中日甲午战争和八国联军侵华战争的彻底失败后，中华民族在传统文化上的优势心理彻底崩溃瓦解。随之而来的，便是中国人从崇拜传统文化迅速转向崇拜西方文化，西学作为"新学"而成为社会意识的主流，反而没有给传统文化留下多少伸张的余地。在人们的心目中"中国传统文化从'天朝上国'的中心地位降到了野蛮的边缘"[①]。由此看见，此时中西医问题已不是单纯的医学问题，更多的是上升成为一种"亡国"与"兴国"的社会问题。

第二，"漏列中医案"是人们对中西医二者理论体系认可度的外在表现。国门被迫打开之后，随着中国与西方国家的交流日益增多，人们对西方科学知识的认识不断深入，接触到西方科学知识的国人也越来越多。当越来越多的国人对西医更加了解时，便被西医的以解剖学为基础的理论体系、机械唯物论的严密推理和实验科学的雄辩事实所折服。反观中医，阴阳五行、天人合一等理论是中医的精髓，然而却找不到其存在的物质基础。中医对病因的解释更是无法使人信服，于是人们认为中医理论都是玄说虚词，毫无科学根据。所以当人们看到两者理论体系的差距时，"漏列中医案"的出现也就不奇怪了。

五、中医的生存与发展失去制度保障

"漏列中医案"的出现及中医界在该议案请愿抗争的失败，说明中医在制度上丧失生存的权利。"漏列中医案"把中医排除在国家教育系统之外，意味着中医不再作为一个国家、民族传承和发展的对象。同样，中医的存在和发展也就不会再得到政府行政政策的支持和法律的保护，中医只能作为一种民间文化在社会中存在。这种艰难而尴尬的处境并不是中医的最终结局，相反，这只是一个开始。

第三节　中医的合法性被否定

一、新文化运动

20 世纪早期，爆发了对中国社会发展具有重要意义的新文化运动。新文化运

---

① 张效霞. 无知与偏见——中医百年之争. 济南：山东科学技术出版社，2007：65.

动是由一群受过西方教育的思想界人士发起的一次文化上的革新运动。新文化运动以 1915 年 9 月陈独秀在上海创办《青年》杂志（后改名为《新青年》）为起点和中心阵地，以"民主"和"科学"为两面旗帜，向中国传统文化展开了猛烈的进攻，这引发了对风雨飘摇中的中医进一步的打击。

（一）新文化运动在否定中国传统文化的同时冲击到中医

在新文化运动中，人们要求除旧布新，彻底铲除中国传统文化，明确提出了"打倒孔家店"的口号。在经历了半个多世纪的耻辱之后，许多人认为只采用西方的技术与政治制度是不会成功的，要让中国走向富强就必须将中医在内的中国旧伦理、旧政治、旧文学、旧艺术等传统文化铲除干净；并且全盘接受西方的民主意识和科学思想，要从思想和观念上彻底西化。作为新文化运动的发起者陈独秀曾指出"无论政治学术道德文章，西洋的法子和中国的法子，绝对是两样，断不可调和迁就的。""全部十三经，不容于民主国家者盖十之九，此物不遭焚禁，孔庙不毁，共和招牌，当然持不长久。"① 在今天看来，新文化运动中某些方面的做法非常极端。就中医而言，新文化运动中对中医全盘否定的态度显然是错误的，中医的经验及在临床上有效的手段是应该被保留下来的。但在当时的那种氛围下，作为传统文化精髓之一的中医自然被认为是振兴中华民族的绊脚石。

（二）新文化运动以"科学"标准否定了中医

新文化运动的其中一个口号就是提倡"科学"。鸦片战争后，在一次次的民族战争中，中国人，尤其是知识阶层在西方的坚船利炮面前领略到"科学"的威力，于是兴"科学"便认为是抵抗侵略、救亡图存的灵丹妙药。到了新文化运动时，"科学"更成了一面救治社会、人生问题的旗帜，被认为是解决人类社会一切问题的途径。于是在思想界，人们动辄便以是否科学来谈论问题，评判是非，任何事物都以它是否科学来判定其存在的意义，如果不科学就意味着被淘汰。众所周知，以强调"整体主义"为基础中医与以强调"结构功能主义"为特点的西医，在理论体系上背道而驰，所以中医根本无法用西方的"科学"所解释。如果就以此标准来看，中医已经没有继续存在的理由。

---

① 任建树. 陈独秀著作选：第 1 卷. 上海：上海人民出版社，1993：320.

二、"废止中医案"

（一）"废止中医案"的始末

新文化运动后，中国思想与文化界形成了"全盘西化"、反对与取缔传统文化的主流意识形态的价值趋向。在这样的一个背景下，1929 年爆发了一场影响空前的中西医论争，即著名的 1929 年"废止中医案"。1929 年 2 月，余云岫时任南京政府第一届中央卫生委员会委员。在南京国民政府召开第一届中央卫生工作会议上，余云岫提出"废止中医案"议案。这个提案被公认为"废止中医"之纲领性文字。余云岫对废止中医的理由、原则及具体办法都作了详细说明。他认为："今日之卫生行政，乃纯粹以科学新医为基础，而加以近代政治之意义者也。"中医在卫生行政上毫无地位，应当立即废止。并且还说"旧医一日不除，民众思想一日不变，新医事业一日不向上，卫生行政一日不能进展"[①]。此案一出，中医界哗然，在这种生死存亡的时刻，中医界进行了殊死抗争。中医界举行了各种抗议集会，并且将举行的各种抗议集会，以及反对废止中医案的文电接连在各大报刊上发表，形成了声势浩大的舆论攻势。1929 年 3 月 17 日，由上海中医界发起的全国医药团体代表大会在上海举行。《新闻报》《申报》应中医界之请，先后为正在召开的全国医药团体大会出版《提倡中医中药运动特刊》，造成规模空前之舆论攻势。中医界喊出了诸如"提倡中医就是救国主义""中医中药团结起来，一致抵制经济侵略"等口号，引起了社会各界的关注。大会还决定组成请愿团到南京向国民政府请愿，要求撤销废止中医提案[②]。中医界掀起的全国性抗争活动，引起了全社会的关注，也影响着社会安定与政府威信。刚刚统一全国的南京国民政府，不愿意因为一些自认为无关紧要的事件而引起社会较大的动荡。故当中医界掀起大规模抗争后，出于政府统治稳定的考虑，国民党多数政要表达对"废止中医案"这一议案的反对态度。随后，"废止中医案"便被搁置。

（二）"废止中医案"所产生的影响

1. 使人们认识到了废止中医的问题不是单纯的学术问题

中医作为一种长期形成的社会建制，从来就不是单纯的、独立的社会组织，

---

① 陈邦贤. 中国医学史. 北京：商务印书馆，1947：267-268.
② 甄志亚. 中国医学史. 上海：上海科学技术出版社，1984：118.

其存在与发展受政治、经济、文化等多方面因素的影响与制约。中国医学有 2000 年的历史，并且早已形成一个庞大而较为严密的医学体系，在传承的过程中从没有出现过断代现象，一直是国人的防病治病主流选择。这是同其他国家传统医学不同的地方，例如，古埃及医学，古印度医学，它们只是在人类历史的长河中昙花一现，由于没有一个连续稳定的社会基础，大部分已经断代、流失，更没有形成一个较完整的系统。所以当西方近现代医学发展或进入时，便很快被其取代。更重要的是中国医学还涉及更深层次的诸如历史、文化、国情、传统以及政治、经济等领域，可以说在中国社会的各个领域都有中医的烙印。所以当 1929 年中医存废之争出现时，争论的范围便迅速扩大到思想文化层面，甚至提升到了政治意识形态、民族尊严与自立等层面，并且还卷入了政治势力及政治派系冲突的漩涡中，从而演变成一个激荡社会的问题。

2. 促进了中医界的团结与互助

中医在中国几千年时间里都是一家独大，中医师的敌人就在中医界的内部，就是自己的同行。为了饭碗及自身利益的需要，在几千年的中医传统中，一直保存在着同行相轻、医家互讦的陋习，更没有形成行业协会。西医的到来，尤其是"废止中医案"的出现，在客观上改变了这种状况。在 1929 年的中医存废之争中，中医到了一个朝不保夕的境地。在严峻的生存危机面前，如何保留、发展中医成为中医界的首要问题。中医界意识到，要想保留中医就必须改变以前那种不和谐的内部关系，紧密地团结在一起，只有像西医那样利用职业团体和组织的力量，才能增强与废止中医派相抗衡的能力，于是在全国范围内先后组织了各类中医学会、协会、公会、研究所等，不断壮大自己的力量。在这次抗争中，中医药界一改从前一盘散沙的状况，互助团结，无论在规模上还是气势上都是空前的。这为中医界在废除"废止中医案"的战斗中取得最终胜利发挥了重要作用；同时，也为以后中医再次获得正式的法律地位打下了一个良好的基石。

3. 迫使中医开始走向自我革新与科学化的道路

在这次事关生存的抗争中，中医暂时幸存下来。但是压力并未消失，为了谋求自身之生存，中医界不得不开始对中医进行革新和改良。具体表现在：一方面接受中医科学化主张，自觉地进行中医科学化尝试。1929 年"废止中医案"后，一部分中医人士认识到"中医不欲自存则已，苟欲自存，舍取用科学，别无途径"。因而提出以"科学"改造和革新中医，从而谋取中医存续的合理性和改善中医的生存环境，并汇集成一股"中医科学化"思潮。另一方面，以西方近现代医学的科学知识及手段来继承和发展中医药，新中国成立后出现的中西医结合就是走的这条道路。新中国成立后出现的中西医结合其实同19世纪出现的中西医汇通本质上是一致的。19世纪中叶后，西医开始在中国广泛传播和发展，引起了中医界的普遍重视。一部分中医认识到西方近代医学的先进之处，但认为中医也有所长，所以他们试图把中国医学与西方西医加以汇通，并且从理论到临床上都提出了一些汇通中西医的见解，并且不断为后人所继承，逐渐形成了中西汇通的思想和学派[①]。部分反对中医的力量在这次论争中，尽管未能达到废止旧医之目的，但迫使中医自身进行改良，使中医走上科学化和中西医结合的道路，这对以后中医的发展产生了重大影响。

三、中医丧失了在医学领域的话语权

自新文化运动开始后，"科学"和"民主"被认为是中国实现民族复兴的制胜法宝，科学成为理论是否可信、可行的标准，科学与否代表正确与否。于是可以发现，虽然在"废止中医案"中，中医取得胜利，挽救了生存危机，但是就单单从学术的角度而言，中医却是彻底败给西医。近代以前，当中医吸收其他传统医学的医学成果时，总是可以用自身理论上的话语体系将其解释、概括，从而转化成为自己医学理论的一部分。但到此时，在面对西医对中医科学问题上的抨击时，中医不得不用西医学的方法论来解释自己，试图使人们认可自己的理论也是"科学"的。于是中医提出的所谓革新、向"科学"靠拢，实际上就是向西医学靠拢，结果是中医西化。在医疗行政管理上，实行随西医发展起来的管理体制与方法对中医进行管理，在医学教育上也套用西医的课程方法，或者填充一些西医课程。这样的最终结果就是：西医学思维和其所代表的实证方法支配医学界的各个领域，中医彻底丧失了在医学领域的话语权。

四、总结

从中西医开始碰撞到"漏列中医案"，再到"废止中医案"，中西医之间的争论一次比一次激烈，而争论的结果，中医往往都是失败者。甚至就1929年"废止中医案"的争论而言，中医取得的也不算是一场真正意义上的胜利。表面上

---

① 张忍庵. 国医科学化. 医界春秋，1933，（2）：85.

看，中医界成功阻止了"废止中医案"成为法律，渡过了中医的生存危机，但实质上制约中医生存和发展的那些关键因素仍然存在。例如，中医教育合法化问题一直到国民政府离开大陆时都没有得到解决，中医学教育长期被排除在国立学校教育系统之外。

中医之所以面对这样一种局面是因为：一方面，在近百年的历史中，在经历了几次民族战争的彻底失败后，中华民族不仅丧失了主权和领土完整，更关键的是延续 2000 年文化自信和心理优势的彻底崩溃。在面对西方文化时，人们不但对包括中医在内的传统文化丧失了自信，而且还把其看成中华民族走向富强的绊脚石。另一方面，随着越来越多的国人接触到西医，对西医的认识也越来越深入，人们发现以"求实"医学模式为特征的西医理论体系比以"思辨"为特征的中医理论体系更加真实、可靠，更能使人信服。尤为重要的是，在进入 20 世纪后，西医借助近代科学技术，在临床方面取得了飞速发展，在解决人类健康问题方面的优势得到充分的展示。相对而言，中医则几乎徘徊不前。西医飞速发展，不断攻克医学难题，使许多人避免了类似俞樾的不幸，而中医却没表现出类似的特质，这让人们对中医感到更加不满。

第六章　中医合法地位的再确立

中医在"废止中医案"事件后虽未完全失去其民间的地位，但是已经被实质性地排斥在政府医疗行政体制之外是不争的事实。在新中国成立后，中医再次成功进入政府医疗体制之内，形成从中医药教育、中医药研究机构、中医医院或西医医院设中医科、独立的中医药行政管理机构、独立的药物生产销售行业等系统组织体系。中医再次获得合法的资格与地位，成为中国大陆地区与西医并列的医学理论与实践体系。

当中医再次获得合法地位之后，在从业人员数量、人员受教育水平、机构规模、病床数量、研究能力、经费投入等各个方面，都远超其历史上任何一个阶段。应该说，自 20 世纪 50 年代后期开始，中医进入了其历史发展的黄金时代。这一时期中医的发展，与中华人民共和国政府执政党中国共产党的中医政策密不可分。中医合法性的再确立，与中国共产党对中医的特殊认识与态度相关。

第一节　中医哲学与马克思主义哲学的冲突

在新文化运动除旧布新的氛围中，"十月革命"的一声炮响给中国送来马克思主义。实际上，当时西方流行的多种社会学理论大都曾被引进中国，都有人试图用特定的理论解决中国的问题。在竞争中，马克思主义在中国取得最终的成功，这表明马克思主义理论符合中国人民改变现实的需求。

一、马克思主义的科技背景

马克思主义脱胎于资本主义社会与制度背景，是对资本主义的反思和超越，是一种比资本主义更进步的社会思想。作为马克思主义理论的核心理论——历史唯物主义，有一个重要的观点，即新制度代替旧制度、新文化代替旧文化、新科技代替旧科技，是人类社会历史发展的规律。对于当时中国的现状与文化，在马克思的许多著作中都有论述。马克思屡称中国为"天朝帝国"，说它是人类社会发展史上的一块"活的化石",是"僵死不动的东西",不仅"几千年来都没有进步",而且"习惯于靠无知来保证不受物的侵犯、世界的侵犯"。中国的社会制度称为"腐朽的半文明制度",中国人被称为"半野蛮人""野蛮人""陈腐世界的代表"和"宗法的骗子"等①。显然,在马克思看来,近代中国的社会制度和传统儒家文化属于旧事物的范畴,马克思对二者的继续存在持否定态度。中医作为传统儒家文化的分支,自然属于被否定的范畴。

从马克思、恩格斯等创立其理论的知识和技术基础看,其理论建立在近代科学技术的知识技术基础之上,是对近现代科学技术的世界观、认识论和方法论进行哲学抽象得出的科学结论。马克思主义创立与发展的时代是科学技术飞速发展的时代,马克思主义借鉴和吸收了西方最先进的科技思想。陈昌曙先生指出:"马克思哲学正确地、全面地总结了同时代自然科学的成果;也反映了人类改造自然、技术和工业革命的胜利。"② 在人与自然的问题上,马克思主义与近代科学原则是一致的,都是采取科学态度和理性主义,坚持彻底的唯物论。马克思在 1845 年曾经提出:"人的思维是否具有客观的真理性,这不是一个理论问题,而是一个实践的问题。人应该在实践中证明自己思维的真理性,即自己思维的现实性和力量,自己思维的此岸性。关于思维——离开实践的思维——的现实性或非现实性的争论,是一个纯粹经院哲学的问题。"③ 毛泽东继承了马克思的科技思想,十分重视科学技术工作。早在延安时期,毛泽东就提出"自然科学是人类争取自由的一种武器"的思想。1963 年 12 月,毛泽东进一步指出:"科学技术这一仗,一定要打,而且必须打好。""不搞科学技术,生产力无法提高。"④

二、中医的历史包袱

中医作为一门中国的传统知识和技术体系,反映了我国古代劳动人民和医学行业从业者,对在长期的劳动、生活实践积累起来的经验的理论概括与抽象认识。由于当时人们对客观世界认识水平的局限,在认识和研究事物的过程中,中医主要是依靠直觉、顿悟、理解与解释等纯粹论证的方式,缺乏严格的实验论证,其

① 肖阳. 马克思眼中的中国人. 四川统一战线, 2010,(10):38.

② 陈昌曙. 技术哲学引论. 北京:科学出版社, 1999:32.

③ 马克思, 恩格斯. 马克思恩格斯选集(第1卷). 中共中央马克思恩格斯列宁斯大林著作编译局译. 北京:人民出版社, 1995:55.

④ 龚育之, 石仲泉. 毛泽东读书生活. 北京:生活·读书·新知三联书店, 2010:103-114.

逻辑论证也不严格。直到新中国成立初期，中医的整体水平仍然停留在其创立之初的水平上。中医的理论体系中存在着如阴阳五行、天人合一等大量依靠思辨创立的理论概念与体系。中医理论的这一根本特征，与马克思主义哲学思想在思想内容与方法根本对立。从这个角度推论，在中国共产党取得全国性政权，并确定以马克思主义为指导思想之后，中医继续存在就显得不符合逻辑与怪异。相反，以"实证"为本的西医，在认识与改造自然的基本态度、方法方面，与马克思主义的哲学主张具有高度的一致性。

纯粹从理论上看，中医在当代中国的存在与主流意识形态之间存在着冲突。但是，从实际情况看，作为以马克思主义为指导思想的中国共产党，在长期的具体历史实践中对待中医的态度，有过完全相左的观点与做法。1949年新中国成立以后，中国共产党最终用马克思主义中国化的方式，化解马克思主义与中医之间的矛盾，并重新确立中医的合法地位与资格。

实际上，对中医合法性的质疑，并没有随着中医法律地位的变化而完全消除。2006年，中南大学科学技术与社会发展研究所张功耀教授，在《医学与哲学》发表了《告别中医中药》一文，建议应让中医学退出中国医疗体系。这一提议再次引发中医存废的争论，中医的走向又一次成为全社会关注的热点问题，参与争论的包括行政管理部门、中西医药学家、哲学家乃至社会民众。从科学史的角度看，一门学科引发如此广泛的争论，意见又是如此相左，是一个值得深入研究的问题，必须分析关于中医存废态度出现的复杂的社会历史原因与背景。

其实，从中西医去留的论争内容看，已不是单纯的技术层面的问题，而是关乎本土文化与思想、民族自尊心与自豪感的论争，甚至关乎中国将来的发展方向。在由"告别中医中药"引起的内容旧但时间新的纷争中，目前政府仍然选择了支持和维护中医的立场，这与我国执政党在新中国成立初期党确立的中医政策直接相关联。

第二节　中国共产党的中医政策

中国共产党以马克思主义为指导思想，但是其具体的中医政策，则是马克思主义中国化的结晶。中国共产党运用马克思主义理论武装头脑，但在复杂的历史背景影响下，在夺取政权和巩固政权的过程中，逐步形成了独特并相对持续稳定的中医政策。

一、中国共产党的中医政策的发展历程

（一）中医政策的萌芽

从土地革命战争时期开始，中国共产党就非常重视发挥中医中药的作用。为解决战争中伤病人员的医治问题，毛泽东就曾在《井冈山的斗争》一文中明确指出"用中西两法治疗"[①]的医疗卫生工作方针，这为以后战争时期的中西医团结合作奠定了基调。1928 年初建立的井冈山红军医院，便采用中西医两法治疗，内科用中医中药医治，外科由西医治疗，拉开了党重视中医，强调中西医团结合作政策的序幕。

1931 年，红色政权在江西瑞金创办了第一所军医学校——中国工农红军卫生学校。当时，战争频繁、国民党政权封锁、资金匮乏、中国的西医医生缺乏、西药和器械供应短缺等多重因素，决定了学校提倡用中草药替代西药。例如，用小柴胡汤代替奎宁、阿司匹林；用饮食、运动等中医疗法代替药物治疗等。根据党中央和毛泽东同志的指示，红军在湖北创办了黄冈医院。该医院中专门设有中医科和中药科，有中医师 5 人，护士数十人，此外还有 10 人组成的专门负责上山采药和配制中成药的中医药队。该医院最多时曾收容伤病员达 1000 多人。在川陕根据地，红四方面军总医院中设置了中医医院，该医院总共有四百多名的中医师和护理人员，该院运用中医疗法治愈了大量的伤员。此外中医医院还曾动员该院的医务人员研究能够代替西药的中药[②]。

土地革命时期也正是国民政府废止中医运动达到高潮的时期。在这段时期内爆发了著名的"1929 年废止中医案"，废止中医派企图彻底消灭中医。废止中医运动虽然是发生在国统区，但声势浩大，势必会影响到根据地。但实际情况是，在根据地，中医的处境与在国统区截然不同，中医在根据地得到广泛的应用，党和红军积极动员、组织中医参加战争。

如果纯粹从思想观念方面看，在判断中医是否科学这一问题方面，在中国共产党所开辟的根据地，医学界内外完全没有分歧是不可能的，特别是因为中医的理论与马克思主义理论之间存在着显而易见的矛盾。但党和红军之所以重视中医是因为在当时根据地的落后的卫生条件下，西医西药极度缺乏，单靠西医根本无法满足战

---

① 毛泽东. 毛泽东选集（第 1 卷）. 北京：人民教育出版社，1991：65.

② 李经纬. 中国革命战争时期中医工作史略. 中医杂志，1986，（8）：52-56.

争的需要，更多的是在无奈的情况的一种被动选择。但因中医在革命战争中发挥了较大的贡献，取得了一定的成功，确实也影响着许多人对中医的看法。在特殊时期，为了赢得战争的需要，发挥中医中药的作用，强调中西医团结合作、相互学习，取得了很多宝贵的经验。这也为以后党的中西合作政策的继续发展奠定了基础。

（二）中医政策的成熟

　　进入抗日战争时期后，党对中医的发展更为重视，对中医的应用也更为普及。抗日战争时期，毛泽东同志和陕甘宁边区政府在如何对待中华民族传统医学的问题上多次发出重要指示。1940年，在中国医科大学参加纪念白求恩逝世周年大会时，毛泽东就强调：“必须团结中医，发挥中医的作用。”① 1941年，陕甘宁边区政府第63次会议在关于卫生工作的决议中强调：“加强对中医中药的研究，使中医中药的优良部分逐渐科学化。”② 1944年，毛泽东在陕甘宁边区文教工作大会上以“文化工作中的统一战线”为题的演说中指出：“陕甘宁边区的人、畜死亡率都很高，许多人民还相信巫神。在这种情形之下，仅仅依靠新医是不可能解决问题的。新医当然比旧医高明，但是新医如果不关心人民的痛苦，不为人民训练医生，不联合边区现有的一千多个旧医和旧式兽医，并帮助他们进步，那就是实际上帮助巫神，实际上忍心看着大批人畜的死亡。”③ 此外，边区政府针对中医的工作问题，多次召开党政军干部会议和高级知识分子座谈会，并提出了“中医科学化，西医中国化”的方针和要求。为了落实毛泽东同志和边区政府关于中医工作的指示，边区政府和各个抗日根据地相继开展了一系列具体工作。

　　1945年3月，边区中西药研究总会在延安正式成立。陕甘宁边区政府主席林伯渠在成立会上致词说：“为了更好地为边区人民服务，必须集中中西医及医务各方面的力量。……中西医合作之后，可以交流经验，使中医的经验与西医的科学方法相结合，而能创造新的医理和医术。”④ 该会成立后十分的活跃，积极组织医疗队上山下乡救治、预防，向老百姓传授简单的医学知识；举办中医训练班，培训中医人才；在各个地方登记会员，筹建地方的分会和支会；邀请中外和中西医专家参加中西医药学术研究会等，对促进中医工作的研究和开展

　　① 李经纬. 中国革命战争时期中医工作史略. 中医杂志，1986，（8）：52-56.
　　② 李经纬. 中国革命战争时期中医工作史略. 中医杂志，1986，（8）：52-56.
　　③ 毛泽东. 毛泽东选集（第3卷）. 北京：人民教育出版社.1991：1012.
　　④ 李经纬. 中国革命战争时期中医工作史略. 中医杂志，1986，（8）：52-56.

发挥了积极的推动作用。1944 年，边区政府针对当时流行性伤寒流行，建立了卫生合作社。资金和药材来自边区政府领导人的募捐和各级卫生部门的捐赠。合作社提倡："中西合作，人兽并治"的卫生工作方针。合作社内既有中医也有西医，还有中西医药房，他们互相合作，共同治疗。此外，该社十分重视对民间中医药方的收集、研究和推广。

党中央和边区政府积极倡导西医学习中医。著名外科专家鲁之俊（1886～1950 年）听到毛泽东关于"要团结中医，发挥中医作用"的讲话后，便向著名的中医针灸医师任作田学习针灸术，之后在白求恩医院中开展针灸临床并取得了很好的成果。对此，陕甘宁边区政府对鲁之俊进行表扬并授予鲁之俊特等模范奖，以表彰他团结中医，为革命、为人民的健康而研究及推广针灸疗法。鲁之俊的举动是其在西医的基础对中医的一次学习和探索，是一次寻找的中西医结合的尝试，为新中国成立后中西医结合工作的开展产生了积极的影响。

解放战争时期，党延续了重视中医药的政策。总后卫生部明确指示："要努力动员民间中西医药人员，使中医中药的力量在解放战争中得到进一步的发挥。"[①]为了贯彻这一指示，鲁之俊到刘邓大军中向军队医务人员传授针灸，并且在短时间内迅速地在各级卫生队中得到普及。针灸在诊治腰酸腿痛、流行性感冒等方面取得了非常好的成效，提高了部队的战斗力。第三和第四野战军翻印了鲁之俊在抗日战争时期编写的《针灸讲义》，在各级卫生队中组织学习，使针灸在部队的卫生医疗保障方面做出了杰出的贡献。新中国成立后，《针灸讲义》经过几次修改，由重庆出版社出版并改名为《新编针灸讲义》。邓小平同志为此题词："把我们国家许许多多的科学遗产，加以批判地接受和整理，是一件非常重要的工作。"[②] 在华北卫生实验学校中专门设立了针灸班，该班的学员在学习针灸之外，还必须学习生理、解剖等现代西医学知识。

在二十多年的战争实践中，中医的疗效和贡献有目共睹，中西医间的合作共治也让人们看到了中西医结合的可能。毛泽东在和中医名家李鼎铭先生探讨中国医学如何发展时，李鼎铭说道："中西医各有长处，只有团结才能求得进步。"毛泽东说："你这个想法好，以后中西医一定要结合起来。"[③] 这是"中西医结合"这一术语和概念第一次被正式提出并从此沿用下来。这是毛泽东在长期的战争实践中看到了中医对革命的实际作用之后，从当时的世情、国情、民情及中西医并

① 甄志亚. 中国医学史. 上海：上海科学技术出版社，1984：137.
② 李经纬. 中国革命战争时期中医工作史略. 中医杂志，1986，（8）：52-56.
③ 李鼎铭先生给毛主席看病. 文汇报，1983：1-16.

存的实际情况出发得出的结论，对新中国成立后中医卫生工作政策的制定产生了重大的影响。

另一点也必须指出，在肯定和发挥中医作用的同时，毛泽东和中国共产党对中医及其发展有基本的定性结论。一是认为中医与西医，有新旧、科学与否之分。二是提出了"中西医结合""中医科学化"的中医发展思路。"中医科学化"的概念还是新中国成立后卫生部因发展中医不力而受到批判的贺诚等人的口号。后来取代"中医科学化"口号的发展中医的另一个口号是"中医现代化"。

（三）中医政策的确立

新中国成立之初，在经过长期的战争后，中国的社会经济状况滑落到崩溃的边缘，社会的医疗保障也面临着巨大的困难。一方面，卫生预防条件落后，霍乱、伤寒等传染疾病丛生。另一方面，战争造成了大量的伤员，需要长期医治。然而当时西药供应非常不足，绝大部分化学药品国内不能自制，最简单的医疗器械也要依靠进口。在这种情况下，单纯依靠西医根本无法解决现实的需要。面对这样的局面，毛泽东指出："必须很好地团结中医，提高中医，搞好中医工作，才能担负起几亿人口艰巨的卫生工作任务。"[1] 中医的发展问题正式被提到党和政府的卫生政策的最高层面上。

1950 年 8 月 7 日，中华人民共和国中央人民政府卫生部成立后，在北京召开第一次全国卫生会议。会议由卫生部部长李德全主持，副部长贺诚做了工作报告，提出了"面向工农兵""预防为主""团结中西医"三大卫生工作方针，同时公布了包括"关于医药界的团结和互相学习"在内的医药教育四项决定[2]。毛主席亲自为此次大会题词："团结新老中西各部分医药卫生人员，组成巩固的统一战线，为开展伟大的人民卫生工作而奋斗。"[3] 从此，"团结中西医，正确地发挥中医的力量为人民健康事业服务"正式作为党和国家的中医工作方针被确定下来。

二、中医合法性的再确立

近代以后，中国传统医学在西方近代医学的冲击之下，处境十分艰难。在国

---

① 当代中国丛书编辑委员会. 当代中国的卫生事业（下）. 北京：中国社会科学出版社，1986：69.
② 中华人民共和国卫生部. 中医文件汇编（1949—1983）. 北京：1985：4.
③ 贺诚. 在第一届全国卫生会议上的总结报告. 北京中医，1951，创刊号.

民政府时期失去了合法性。新中国成立后，中医在党的大力维护下得到新生。在百年的中医存废的纷争中，中医的合法地位经历了从丧失到回归的发展历程。

（一）新中国成立初期中医处境艰难

由中国共产党领导的新中国的成立，宣告了一个旧时代的结束。在党的关怀下，经历近百年低迷的中医也似乎看到了光明的未来。但事实上中医的发展之路，在新中国成立初期，仍然充满荆棘。在针对中医的具体工作中，卫生行政部门并没有认真贯彻执行党的团结中西医的政策，甚至在有些方面的做法与党的中医政策严重冲突。

1. 中医理论的科学性受到质疑

1950 年召开的第一届全国卫生工作会议是新中国成立初期一次非常重要的全国性的卫生工作会议，对包括中医在内的整个医学界的发展具有重要的意义。在第一届全国卫生会议总结报告上专门论述了"团结和改造中西医问题"。报告一方面肯定了中医存在的意义，报告中指出："中医在中国，历史久，在民间基础深，有实际的治疗经验；在与疾病做斗争中，是一个强大的力量。"[1]但报告也明确指出中医是不科学的，报告中讲道："中医必须学习科学的理论，使其经验得以整理。"[2] 实际上这篇会议报告就是肯定中医的医疗经验，否定中医的理论合法性。这是新中国成立初期卫生部对中医及其未来发展的基本认识与定位。

在强调中西医合作的具体工作中，重点强调两个问题：一个是中医进修，让中医学习解剖、生理、细菌、病理等自然科学，使中医的经验部分得到明确的解释。另一个是西医研究中医的经验，研究中药的药理。让西医通过自身掌握的科学理论来解释概括中医。解决这两个问题的目的从表面上看是使中医科学化，而实质上是"中医西医化"，目标是用西医的语言体系来解释、概括中医的医疗经验。在这份会议总结报告中，只提及中医的医疗经验，对于中医的理论只字不提。同时在会议中，与会的中医代表也未能大胆的说明中医学是一个完整的学术体系，他们大多只谈论中医的医疗经验。似乎看来，中医理论的不科学性已经成为中西医界和全社会的共识。

---

[1] 中华人民共和国卫生部. 中医文件汇编（1949—1983）. 北京，1985：4.
[2] 中华人民共和国卫生部. 中医文件汇编（1949—1983）. 北京，1985：4.

2. 新中国成立前中医界的求生存、反废止的斗争未得到充分肯定和认同

在新中国成立前的中医存废争论的问题上，卫生部站在一个似乎看起来比较中立的立场，没有充分肯定新中国成立前中医界求生存、反废止斗争的历史意义，只把那时的中医存废斗争简单地当成中西医的不团结，把中医为生存而奋斗的 20 年，看作是中西医间搞了 20 年的宗派斗争。时任卫生部副部长贺诚就曾在"中西医团结与中医进修问题"的讲话中指出："我们应该检讨过去在中西医之间，是隔有鸿沟的，……今后，我们应该和过去的情况相反，一定要作好中西医的团结，要把全国医务人员不分宗派，系统地团结在'为人民服务'的口号下。"[①]

3. 中医的传承仍然被排斥在国家高等医学教育系统之外

相比国民政府时期，新中国初期的卫生部对于中医教育的问题上前进了一步，如加强中医的学习和研究，成立中医研究所等。但是在这个时期，行政部门仍然没有把中医纳入国家高等医学教育体系的意向。在第一届全国卫生大会的总结报告中有关于中医教育的指示："至于中医的学习与研究机构，我们应该有两种形式：一种是中医进修学校，其目的为了达到中医科学化，另一种是中医研究所，其目的是使中医的经验成果，得到科学的分析研究与整理，以充实医学的宝库。"[②] 在上述的报告中，不难看出，其做法和目的是如何改造中医，使中医实现"科学化"，而不是让中医如何整体的传承。此外，此时中医界也并没有有影响的人提出把中医纳入高等医学教育体系以培养中医接班人。这比新中国成立前中医界在十分艰难的条件下编辑教材、开办教育、力争将中医纳入教育体系的奋斗精神，确实倒退了一步。

4. 中医的生存和发展受到进一步的冲击

在新中国成立初期，由于历史原因，中医药行业的情况比较复杂。当时全国约有 30 万中医，但大多数中医没有营业执照；中医的教育水平普遍较低，技术水平参差不齐。为此，从 1951 年开始，卫生部逐步推出了一系列的针对中医的整改措施。1951 年 5 月 1 日，卫生部发布《中医师暂行条例》《中医师暂行条例实施细则》；1951 年 11 月 30 日，卫生部发布《中医诊所管理暂行条例》《中医诊所管理暂行条例实施细则》；1951 年 12 月 27 日，卫生部发布《关于组织中医进修学校和中医进修班的规定》；1952 年 10 月 4 日，卫生部发布《医师、中医师、牙医师、药师考试暂行办法》。

---

① 中华人民共和国卫生部. 中医文件汇编（1949—1983）. 北京，1985：2.

② 中华人民共和国卫生部. 中医文件汇编（1949—1983）. 北京，1985：2.

　　这些条例促进了中医的规范化，但也被认为是对现有的中医从业人员规定了一些要求苛刻，不合实际的办法，在某些方面的规定和要求，比1936年国民政府制定的《中医条例》还要严格得多。如《中医师暂行条例》中规定："对中医函授教育及传统的师徒授受与父子相传的教育方式一概不予承认，只有在私立或公立3～4年制中医学校毕业者，才发给中医师证书。"① 实际上，由于新中国成立前落后社会条件和中医受排挤的社会氛围，中医界尤其是分布于广大农村的几十万中医中具有这种正规学历者为数极少。《中医师暂行条例》虽然仍承认国民政府颁发的中医师证书，但由于抗日战争的爆发，国民党政府1936年公布的《中医条例》可以说基本上没能实行，取得中医师证书的中医自然是寥寥无几。《中医师暂行条例》中还规定："本条例公布前，经省、直辖市以上人民政府卫生主管机关发给中医师证书或考试及格证明文件者，可以承认其中医师资格。"但这些考试的试题，大都是选用与近代西医学相吻合者为标准，要求解题时必须从科学的角度出发，不可用中医的五运六气解答，所以在各地的考试中能及格的人数自然很少。据"1949年东北医务人员考试总结"附表记载，参加中医师考试者共有2347人，合格者仅173人；参加中医外科考试者128人，合格者仅8人；参加中药师考试者902人，合格者仅121人。另外还规定"凡年逾六十岁以上，或技术恶劣，及有影响医疗工作之疾病者"不准参加考试。1953年全国92个大中城市和165个县登记审查的结果，合格的中医只有14 000多人②。《中医师暂行条例》的实施迫使许多中医师失业。

　　卫生部颁布的《关于组织中医进修学校和中医进修班的规定》文件，就中医进修学校及进修班的组织编制、课程标准、教学方法等做出了明确指示。然而，中医进修学校所进行教育的主要目的并不是为了培养新的中医，而是用西医的理论和技术对中医进行改造，使之科学化。

　　此外，在医疗制度设计层面中医继续被忽略。中医药没有被纳入公费医疗制度之中，中医中药治疗费用不得报销；大医院不吸收中医参加临床医疗工作；禁止传统的师徒授受与父子相传的教育方式；对中药产供销缺乏管理机构与制度；某些流传久远且受欢迎的传统中成药被取缔。可以看出，相关的规定与制度设计，在现实层面限制了中医的生存与发展，并由于制度能得到有效地执行，使中医界在某些方面的处境比民国时期更艰难。

---

　　① 中华人民共和国卫生部. 中医文件汇编（1949—1983）. 北京，1985：15.
　　② 曹东义. 中医外感热病学史. 北京：中医古籍出版社，2004：240.

（二）新中国成立初期中医处境艰难原因

1. 废止中医思想的回潮

虽然中医界在"1929年废止中医案"的运动中取得表面上的胜利，但是废止中医的声音却从来没有停止过，并且在医学界和社会中已形成了一种废止中医的思潮。随着战争的结束和新中国的成立，统一的国家、趋于稳定的社会、百废待兴的局面及中国共产党所倡导的唯物主义思想，在废止中医派看来都是取消中医的有利条件，于是废止中医的思潮便又一次袭来。

废止中医的代表人物余云岫从来没有放弃过他"废止中医"的思想。1949年9月，余云岫在上海中华医学会举行的"改造中医座谈会"上说："我在一九二九年全国卫生会议上，早已提出废止中医的案件……我深信中央人民政府以辩证唯物做根底的，当然会依着科学来发展医学问题，来处理中医问题，所以我主张一刀两断。"[①] 余云岫还作为特邀代表出席了第一届全国卫生会议，并将已在《医药世界》杂志发表的《处理旧医问题大纲草案》修改为《旧医实施步骤草案》，与宋大仁、江晦鸣联名提交给大会议案组[②]。议案的实质是以登记、再教育、甄别三个步骤，逐渐改造和废止中医。在这种氛围下，废止中医的思想对卫生行政部门关于中医政策的决策产生影响不言而喻。

2. 卫生部部分领导者主张废除中医

新中国成立初期，卫生部主要的领导职位都掌握在西医或科学派手中，其中不乏一些轻视、反对中医的人士。时任卫生部副部长的王斌（1909～1992年）和贺诚（1901～1992年），就因有歧视中医的思想而遭遇政治冲击，被指直接参与或推动了一系列打压中医政策的制定与推行。

时任卫生部副部长的王斌是我国著名的外科专家、医学教育家，也是一位劳苦功高、盛名显赫、德高望重的老革命。王斌1933年赴井冈山，参加中国工农红军。1935年加入中国共产党，参加中央苏区第四次和第五次反"围剿"和二万五千里长征。曾任红一军医院医生、中央军委卫生学校教育主任、中央军委卫生学校校长兼保健医生、陕北延安卫生学校校长等职。抗日战争时期分别任第18集团

---

① 张效霞. 无知与偏见——中医百年之争. 济南：山东科学技术出版社，2007：221.
② 张效霞. 无知与偏见——中医百年之争. 济南：山东科学技术出版社，2007：223-225.

军卫生部医务主任；解放战争时期任中央军委卫生部副部长兼中国医科大学校长。1950年，任东北人民政府卫生部部长、党组书记，继后调任中央人民政府卫生部副部长、党组成员。曾任中国医科大学校长或兼职校长和政委十余年，是第四、五届全国政协委员[①]。

王斌否定和消灭中医的思想，主要表现在1950年他担任东北人民政府卫生部部长时期。在东北第四次卫生会议上，王斌作题为"在一定的政治经济基础上产生一定的医药卫生组织形式与思想作风"的报告[②]。在这篇报告中，王斌提出了一套在理论上否定中医，方法上改造中医的卫生工作"纲领"。在理论上他从三个方面否定中医：中医的疗效性，中医的科学性，中医的政治属性。在改造中医上，对中医师开办短期训练班，让中医认识一些疾病的原因和生理卫生、防疫保健的知识；让中医师在西医的知识框架中去认识中医；停止中医师招收徒弟。此报告还被编成小册子作为东北地区卫生人员的学习文件。

王斌利用自己的地位和影响，将其反对中医的思想付诸实践。1949年，王斌在东北全区组织了医务人员的考试，此次考试是以"科学立场"出题，结果绝大部分中医师不合格。1950年，王斌还在东北地区通过"甄别"，对中医进行了更加严格的限制，甚至将接骨、推拿等专科中医贬入江湖医生之列加以取缔。王斌还主张将中医训练改造之后，改称"医助"[③]。由于王斌在卫生行政领域内位高权重，他从政治上对"中医是'封建医'，必将被社会主义消灭"的定性结论，在当时的政治氛围下广为流传，在医学界和社会上影响大。

贺诚也是一位老革命，参加革命比王斌要早。1926年国立北京大学医学院毕业后，贺诚被派往广东国民革命军中做医务工作，并参加了北伐战争。1927年，参加广州起义，任起义总指挥部军医处处长。在土地革命战争、解放战争中，都曾在政府、军队的卫生部门中担任要职。新中国成立后，任中国人民解放军总后勤部副部长兼卫生部部长，中央人民政府卫生部副部长，军事医学科学院院长，总后勤部副部长。1955年被授予中将军衔[④]。

贺诚当时是卫生部分管中医工作的副部长。从现有文献看，没有发现贺诚直接批判、否定中医的文章和言论，其对中医的真实态度难以揣测，但从王斌被定性为犯有"轻视歧视中医的资产阶级思想"的问题之后，贺诚则被定性为对该政

---

① 张效霞. 无知与偏见——中医百年之争. 济南：山东科学技术出版社，2007：227.
② 龚育之，李佩珊. 批判王斌在医学和卫生工作中的资产阶级思想. 人民日报，1995-08-22.
③ 邓广仁. 从东北卫生部的某些档案中看王斌思想的危害. 中医杂志，1995，（8）：3.
④ 张效霞. 无知与偏见——中医百年之争. 济南：山东科学技术出版社，2007：227-228.

策采取了放任甚至是默认的态度的主管领导而受到政治冲击。在贺诚后来自己所做的书面检查中，他曾讲道："由于我有轻视中医技术的思想，自然不会对轻视、歧视、排斥和消灭中医的错误思想进行严肃的批判。实际上我对这种错误思想是默认和支持的。"[1] 并且在他担任主管中医工作的卫生部副部长期间，先后通过并贯彻落实了《中医师暂行条例》《中医师暂行条例实施细则》《关于组织中医进修学校和中医进修班的规定》等对中医要求严格的卫生条例。

（三）中医再次获得合法地位

由于当时中医界对相关政策的反弹以及其他复杂的原因，中医当时的艰难境遇得到国家最高领导人的关切，卫生部受到批评，被指责在具体的工作方针及其执行过程中偏离了党的中医政策。与此相关，党中央和毛泽东主席的影响，改变了卫生部的相关政策与做法，政治干预再次促使中医在经历百年纷争之后，又一次获得正统的地位，恢复了合法性。

1. 卫生部的做法引起了中医界和党中央的不满

《中医师暂行条例》《中医师暂行条例实施细则》《中医诊所管理暂行条例》及《中医诊所管理暂行条例实施细则》等卫生条例相继颁布后，引起了中医界的强烈的抗议和不满，认为卫生部的这些政策是用过于苛刻的办法使大多数中医不能合法执业，是一种变相废止中医的手段。甚至有人说"中医都老了，十年就可以断种""卫生部门是西医当权，对中医专政""人民政府是要消灭中医"等激烈的言辞。卫生部的做法也引起了一些党内人士的不满，谢觉哉曾对此问题表达了自己的看法："近年提出的'中医科学化'，不是用科学的方法去研究我国固有医药，而是要把中医'化掉'；办的中医进修班不是进修中医，而是把中医化为西医。"[2]

该问题引起了党中央和毛泽东主席的重视。在新中国成立初期，中央政府制订的是"团结中西医，正确地发挥中医的力量为人民健康事业服务"的卫生工作方针，所以卫生部相关政策被认为是背离了党的中医政策，是错误做法，被认为是不能容忍的做法。为了进一步了解情况，1953 年 3 月，中央指示军委卫生部成立工作组，并委派《八一》杂志社社长白学光同志到军委卫生部进行调研。调研

---

① 贺诚. 检查我在卫生工作中的错误思想. 人民日报. 1955-11-19.
② 谢觉哉. 不合理的现象应该成为过去. 健康报. 1955-09-17.

后，白学光向中央提交了一篇反映军委卫生部官僚主义作风的报告。当时，"三反"运动刚刚结束，"官僚主义"正是"三反"运动重要打击对象之一。毛泽东看到白学光的这篇报告后大为恼火并对此报告做出批示："白学光同志这个报告，深刻地揭露了军委卫生部的领导方面所犯的极端严重的官僚主义……因为白学光的揭露，使我想到政府卫生部的领导工作是否和军委卫生部的领导工作有多大差别。我怀疑政府卫生部的领导工作可能和军委卫生部的领导工作同样是一塌糊涂，既看不见政治领导，也看不见认真的业务和技术领导，只是没有白学光这样一个人做出这样有条理有根据的揭露，所以我们还不知道。请习、乔参考白学光的报告，严肃地检查一次政府卫生部的工作，看和军委卫生部好得多少？并对存在的问题决定解决方案，付诸施行。无领导、无政治，也不认真管业务的部门——专门吃饭、做官、当老爷的官僚衙门，除军委卫生部外，可能还有别的部门，请你们在此次反官僚主义斗争中，撕破面皮，将这些彻底整垮，改换面目，建立真正能工作的机关。"[①]

显然，由于军委卫生部所存在的官僚作风的问题，使毛泽东的怀疑目光自然也转移到了政府卫生部。1953年7月开始，中央文委组织了临时工作组检查卫生部的工作。结果，贺诚被裁定犯了中医问题、医学教育问题、工作重点问题和干部政策问题四个方面的错误。针对出现的情况，毛泽东在1954年7月指出："几年来，卫生部门排挤中医的行为是很错误的。中央和各地卫生部门领导对中医的态度和政策是错误的，对中医中药抱着严重的粗暴的宗派主义态度，这是一种极端卑鄙的、恶劣的资产阶级心理表现。"同年，党中央也指出："这一状况如不加以彻底改变，不但将使我国人民的保健事业继续受到重大损失，长此以往，我国这一部分文化遗产就有散失的危险，这是绝对不允许的""要大力号召组织西医学习中医，鼓励那些具有现代科学知识的西医，采取适当的态度同中医合作，向中医学习，整理祖国的医学遗产。"[②] 这直接导致了一个新的运动——西医学习中医，并成为党的一个新的医疗卫生政策。

从前述的过程与结果看，王斌与贺诚遭遇政治批判，较大意义是属于政治观念分歧，即政府应该采取何种医学或中医的政策。最高领导人对中医的肯定，以及因此而导致的关于中医政策的调整，并不是基于学术界对中医科学性取得一致的理性结论之后做出的调整。所以政治干预并不能完全结束论战，反而只要有机

---

① 建国以来毛泽东文稿第4册. 北京：中央文献出版社. 1990：176-177.
② 张毅. 中医药"宝库论"出台始末. 中国中医药报. 2007-06-14.

会，不同的声音总是会冒出来。

2. 中医重新获得合法地位

为了回应中医界的诉求，改善卫生行政机关打压和歧视中医的氛围，党中央、国务院（当时称政务院）撤销了卫生部党组书记贺诚和卫生部副部长王斌二人的职务，并且在医学界内开展对二人的批判。从1954年开始，卫生部根据中共中央对中医新的工作指示，相继采取一系列维护中医的措施。具体包括：在卫生部成立专管中医的中医司，并且由"中医泰斗"吕炳奎担任第一任司长；建立中医研究院；允许中医进入大医院工作；改进中医进修工作，改变中西医互助学习方式，举办西医离职学习中医班；加强和完善对中药生产、供给、销售的管理，积极吸收中医参加中华医学会；在北京、上海、广州、成都成立中医学院；承认中医师徒传承方式，发展中医带徒工作。从1956年开始相继废除了《中医师暂行条例》《中医考试办法》《医师、中医师、牙医师、药师考试暂行办法》《中医诊所管理暂行条例》及《中医诊所管理暂行条例实施细则》。

卫生部采取的这些措施直接改变了中医的生存与发展境遇，改变了中医发展的历史进程，是中医发展历史上最重要的向上的拐点，对其后中医的发展产生重要而深远的影响。

卫生部成立中医司，这是自太医院被取消后，中医时隔四十余年后重新进入国家卫生行政体系，成为国家医疗卫生政策的制定者和执行者。虽然在中华人民共和国中央人民政府卫生部成立之时，就把中医纳入到卫生部的管理范围，但在当时，西医不仅掌握着整个卫生部的行政话语权，而且还把持着负责中医领域部门的领导职务。中医只处于一个被管理、被统治的地位。卫生部中医司成立后，改变了这一局面，使中医政策的制定和执行获得了一个相对自主、独立的空间。

在北京、上海、广州、成都成立中医学院，表明中医正式进入了国家教育系统。这也结束了自民国以来，中医只能作为一种民间文化在社会中存在的尴尬局面，使之成为国家、民族传承与发展的对象。

"中医科学化"的问题长期以来一直是中医生存与发展道路上的一道不可逾越的坎。自1954年贯彻执行党的中医政策之后，卫生部在对待"中医科学化"的问题上发生态度改变，从以前强调的"中医科学化"的说法，转变成为"采用科学的态度"，"用先进的科学理论加以整理，使中医技术和现代科学理论相结合"。承担相关任务的人也由进修了西医的中医，转换成了学习了中医的西医。不难看出，这实质上是在"中医科学化"的问题上，采取的一种相对缓和的态度，让中医的发展和"理论问题"的解决同时进行，在发展中解决问题。

1958 年 11 月 18 日，毛泽东在《卫生部党组关于组织西医离职学习中医班总结报告》的批示中指出："中国医药学是我国人民几千年来同疾病作斗争的经验总结，它包含着中国人民同疾病作斗争的丰富经验和理论知识，它是一个伟大的宝库，必须努力发掘，并加以提高。"[①] 显而易见，这是作为党中央领导人的毛泽东对中医存在价值的肯定。这一论断解决并确立了中医发展出发点这一根本性问题，对中医的发展，在当时的历史背景下，进行了最高级别的肯定。至此，中医生存与发展的合法地位重新得以确立。

不过这段对中医最著名的"宝库论"批示，并没有彻底解决中医学理的科学性问题，而且"努力发掘，加以提高"的判断，暗示了其相对落后的基本特性，这与新中国成立前中国共产党对中医的基本定性相一致。

第三节 党和政府确立中医合法性的原因分析

在党和政府的重视和扶植下，中医不仅绝地逢生，还走出了近百年来被摧残和压制的困境，进入了一个崭新发展时期。中医生存与发展之所以能够获得党和政府重视和支持，从现有的历史资料看，有以下几方面的原因。

一、传统文化因素影响

（一）中医是中国人传统生活方式的文化表现形式之一

中医的历史与中国文化一样悠久，是中国传统文化的有机组成部分，影响着中国人社会生活的方方面面，如天人合一、药食同源等，尤其是解释民众极为关心的生命与健康问题的文化，缓解了大众对疾病不理解与无能为力的焦虑。在中华文明的数千年的历史长河中，中国传统医学没有像其他地区传统医学那样出现断代或转换。无论在国家大一统时期还是国家处于分裂割据状态下，中国传统医学始终被保留并一直被传承下来，加深了中医与中国人生活的融合程度。

在不同于中国的文化体系中，医学并不是人人皆知的学问，而中医对于中国人而言却是几乎人人皆知。更确切地说，是"百姓日用而不知，知其然而不

---

① 中国医药学是个伟大的宝库组织西医学习中医是件大事——中共中央批示卫生部党组报告. 中国中药杂志. 1959，（1）：3.

知其所以然。"例如，感冒了喝姜汤；吃大蒜可以治疗拉肚子；老人鼓励小孩玩沙子，他们认为玩沙子可以"败火"。所以说在中国的社会中，中医不单单作为一种医学上"医疗"手段，而是已经成为与民众生活息息相关的一种根深蒂固的社会文化，一般中国人对中医都有深厚的"信仰"。民国时期的一个"反中医"的重要策源地——丙寅医学社的骨干、有"中国公共卫生之父"之称的陈志潜回忆道："人们相信传统医学，因它已被经典学者和各朝皇帝授予功绩，而且经历过无数世代的考验。"[①] 处于这种对中医持久而深厚的文化信念，人们很少怀疑中国传统医学存在的价值，即便它有很多缺陷。特别是在那些根本不见西医踪迹的偏远地区，群众对中医的依赖感更加强烈。

（二）中国传统文化是中医的文化根基

众所周知，医学的生存与发展对社会文化有强烈的依赖性。中医学从形成以来，之所以不断发展，是因为始终处在与自己的文化形态相融的文化环境中。中医在认识和解决医学难题的过程中，可以不断吸收周围环境文化的新成分。例如，自然哲学中的人与天地相应理论，社会哲学中的清心寡欲观念等。中医学在长达2000年的历史长河中，与中国传统文化同生存、共发展。中医如是，同样西医也是如此。但中、西医是在不同文化背景下产生的事物。中医产生于农业文明，西方近现代医学的产生是基于近代的西方工业文明，所以西医学要推广就必须伴随着近代西方文化的传播。

然而，中医所依赖的中国传统文化是中华民族在中国古代社会形成和发展起来的，为中华民族世世代代所继承发展，从未发生过断裂。几千年来，它始终因循着"关乎天文，以察时变；关乎人文，以化成天下"的原则，教育和影响着每一代国人。虽然在近代，中国传统文化遭受到西方文化强烈的冲击，中国传统文化受到了一些学者的强烈质疑。但直到新中国成立初期，在中国的社会中，中国传统文化仍然有很大的影响力。特别是在广大的农村中，群众的文化基础基本上仍然是以基于直觉的辩证思维为主导的中国传统文化。人们对包括西医在内的、基于实证和逻辑论证的西方文化仍然存在着较为严重的排斥思想，这使西医缺乏在中国进一步深入拓展的文化基础。所以说，强大的历史惯性和深厚的文化传统始终都在若隐若现地左右着中医命运的走向。

---

① 陈志潜. 中国农村的医学——我的回忆. 端木彬等译. 成都：四川人民出版社，1998：11-12.

二、具体的国际国内形势

（一）具体国情在客观要求中医成为现实的医学力量

新中国成立初期，新中国所拥有的西医数量无法满足广大群众解决日常疾病和维护健康的需求。中国拥有世界最多的人口，但医疗状况却十分落后。在新中国成立初期，经历了长期战乱和社会动荡的中国，人民群众生活水平低下，疾病丛生，而中国的西医数量又极少。时任卫生部部长的李德全在向中央人民政府政务院第 49 次政务会议所做的《关于全国卫生会议的报告》汇总中指出："我国人口的发病数，累积每年约一亿四千万人，……全国由正规医学校毕业的西医不足二万人。"[①]

早在 1925 年 9 月，湖南教育会致全国教育会的提案中对当时中国医疗卫生事业的现状分析道："我国人口众多，改用西医约需 40 万人，至少非 20 万不可。"废止中医派的领袖余云岫在新中国成立前也曾说道："大约医师 1 人，支配人口 2000 人，已觉应接不暇，我国人口号称 4 亿，即以 3 亿人计算，须有医师 15 万人方可足用。"[②] 在 1949 年我国的人口数量已达到五亿四千万，照此计算，那么在新中国成立初期，我国所需要的医师数量至少 27 万。27 万的医师的需求量与 2 万西医师的现实数量之间差距之大显而易见。所以说，如果没有中医的帮扶和支持，单单依靠西医是根本无法满足社会现实的表面需求。

在新中国成立初期，西医不仅数量相对少而且还主要集中在大型城市，全国 80% 的地区没有西医，近半数以上的城市居民和几乎全部乡村居民依靠几十万中医来料理他们的健康问题。1949 年，余云岫在《处理旧医问题大纲草案》一文中讲道："现在旧医所人数非常多，他们号称八十余万，实际据从前卫生机关的估计，却也不下三十万人，但已是洋洋大数了。他们又是分布城市，深入乡村，悬游在全社会各层中。并且当做社会基层的大多数农工，向来依靠着他们看病。"[③] 由此可见，长期以来，在社会条件极其落后的情况下，中医一直维持着广大农村群众虽然简陋但却是最基础的医疗保障。如果中医的生存与发展无法获得政府的支持，甚至是被简单地打压、取缔，那么其直接后果势必导致广大农村地区仅有的医疗

---

① 张效霞. 无知与偏见——中医百年之争. 济南：山东科学技术出版社，2007：235.
② 中医请求加入学校系统之文件. 中华医学杂志，1926，（1）：21.
③ 吕嘉戈. 挽救中医. 桂林：广西师范大学出版社，2006：54.

保障体系瓦解，西医在短时间内又无力填补此体系瓦解后所出现的真空。这是当时党和政府无论如何都要正视的社会现实。

（二）严峻的国际形势制约着西医的发展

近代以来，我国西医医疗水平远远落后于西方发达国家，西药和西医医疗器械制造业一直处于模仿起步阶段，从未获得较大突破。除自身能够生产少量的且较为简单、普通的器械和西药之外，我国所用的大部分西药和几乎全部的医疗器械始终都是依靠从西方发达国家进口，这种状况直到新中国成立初期也没有发生根本性的变化。新中国成立后特别是抗美援朝战争爆发后，以美国为首的西方资本主义发达国家对新中国实行"封锁"和"禁运"，切断了我国西药和医疗器械来源的主要通道，使西医缺乏在短时间内在中国社会中全面推广的辅助条件和物质基础。不仅如此，西方资本主义发达国家的"封锁"，还阻碍我国西医的学习、交流和西医人才的培养，严重影响了我国西医科技水平的发展。所以西医没有条件在短时间内独自承担起全国的医疗保障需求。

与西医的难以获得不同，中医药在当时中国的各地均有可及性高的优势。以中医身份行医的医生遍布城乡；中药多是自然植物、动物或矿物，采用方便，且已形成长期采取、栽培的经验；绝大多数中药产自本土，不需要进口；中成药加工历史悠久，方法与技术成熟。可见，相对于西医，中医在当时具有一系列可及性的优势。

三、中医自身的某些优势

（一）中医在某些临床医学领域拥有比西医更好的效果

中医的医疗效果优势是支撑中医保留和发展的强有力的因素。在当时的条件下，西医不具有将中医完全排除出去的技术能力，即西医难以在疗效上彻底压倒中医，在内科疑难杂症上特别是治疗传染病上，中医当时在某些方面还有公认的优势。1954 年，中医在治疗"乙脑"上取得巨大成功就是一个显明的例证。1954 年，石家庄地区洪水泛滥，灾后乙型脑炎暴发流行，死亡严重。西医对于"乙脑"的治疗效果，并不能令人满意。西医对脑炎的治疗，不是主动的根本治疗，而是支持为主的治标的方法，并不能达到理想的效果。很多重病人，无法避免死神的威胁。在这种情况下，石家庄市卫生局组织了以著名中医学家郭克明（1902～1968年）为主治大夫的乙型脑炎科研治疗小组。中医学治疗传染病的历史有几千年了，有着丰富的指导理论和行之有效的技术与经验，并且在长期的医疗实践中不断发展、逐渐成熟。1954 年，郭克明的治疗小组一共收治了 31 名乙型脑炎患者，无一例死亡。1955 年的治疗也获得了 90%以上的治愈率。中医治疗流行性乙型脑炎的成功引起了党中央和国务院的重视。1955 年，卫生部召开扩大部务会议。参加会议的除了在京的医学专家和北京各医院的负责人外，还有苏联的医学专家。这次会议高度评价了中医治疗流行性乙型脑炎的成绩，并做出决定：卫生部责成凡是有流行性乙型脑炎发生的地区的卫生部门及医院必须学习和推行这种疗法[①]。

　　针灸是中医临床重要的治疗手段，至今已有几千年的历史了。针灸治疗疾病的原理既不同于手术，也不属于药物，是与现代治疗手段截然不同的一条治病途径。针灸作为无创手术，相对于西医而言有不可取代的优势。例如，现代的手术有疼痛、出血、感染等三大问题，为了解决这三大问题，又把很多的化学药物使用在人身上，众所周知"是药三分毒"，特别是用于那些有明显副作用的药物，会对人身体造成较大的伤害。针灸不但不出血、避免某些感染，而且把手术必然的疼痛转化为止痛。随着新中国成立后中西医结合运动的开展，针灸在运用于手术方面取得了新的突破。由针刺治疗一般慢性疼痛，推想到治疗手术后疼痛，再进一步推想到预防手术中疼痛，从而创立了针刺麻醉技术。1958 年，上海市第一人民医院最先使用针刺麻醉技术成功地施行了扁桃体摘除术。随后，西安市第四医院、运城地区人民医院、长沙市人民医院等单位也分别进行了针刺麻醉手术，分别在针麻下完成了拔牙术、白内障手术、阑尾切除等[②]。

　　除上述的两方面之外，中医在预防、治疗血吸虫病、痔疮等病方面也显示出某些优势。还有一些掌握在广大群众手里的祖传中医秘方、验方，在治疗某些特异性疾病上也有显著效果。

　　中医药在某些临床领域的独特效果，暂时为中医赢得了生存机会。另外，传承数千年的中医医案、大量及丰富的经验积累和总结，其中有些记载所涉及的领域至今尚是现代医学没有接触过的，都使得其具有现实存在的意义与价值。比如青蒿治疗疟疾导致青蒿素的发现、以毒攻毒疗法导致揭示五氧化二砷（砒霜）对白血病的独特疗效等。

① 曹东义. 中医近现代史话. 北京：中国中医药出版社，2010：253-254.
② 赵汉森. 中西医结合发展历程. 北京：中国中医药出版社，2005：98-101.

（二）中医相对于西医拥有巨大的成本优势

　　新中国成立初期，中国的医疗卫生事业还相当落后，虽然党中央、国务院致力于完善国家卫生医疗制度，发展现代医疗事业，但在经历了长期的战乱之后，我国民生凋零、经济贫穷、财政极为匮乏，政府对卫生医疗事业的投入相对有限。并且由于当时我国西药和西医医疗器械工业制造水平和科技水平落后，我国所需的大部分西药自己无力生产，都来自进口，价格自然昂贵，财政困难的国家和政府根本无力大量购买。

　　与中医相伴的中药，其应用已有数千年的历史。中药学是我国劳动人民几千年来在与疾病作斗争的过程中，通过实践，不断认识，逐渐积累起来的，并且在2000年的传承中不断得到丰富和完善的经验知识。中药的加工、制造工艺较为简单且早已成熟，在技术上不存在任何问题。中药大多属于植物药，还有少量的动物药和矿物药，获取方式较为简单，社会的工业和科技水平等因素对中药的制造影响较小。中药的获取可以通过种植、培养动植物或直接从自然界中寻找，而不需要像西药那样必须通过复杂的化学加工。此外，与西医不同，中医在医疗中几乎不需要任何的辅助工具，就算仅需的几种医疗器具也是非常简单易造的，诸如针灸治疗中所需用的"针"之类的。在当时落后的社会条件下，易制造、成本低的中医药更易普遍的推广、应用。

　　得病之后得到治疗，效果自然是核心考量要素，但对穷人而言，钱还是另一个重要考虑的因素。有病得到关心，被给予相应的治疗形式，效果先且不论，患者及其家属的心理焦虑能够得到一定程度的缓解，疾病是否痊愈则更多地依靠运气了。如果在这种心态左右下，中医低廉的成本自然成为优势。

（三）中医相对于西医拥有传承优势

　　新中国成立以前，全国由正规医学院校毕业的西医总共不足2万人。西医人才的培养一般都在西医院校内进行，在西医学的教育过程中对学习所需的硬件和软件方面都有较高的要求，不仅需要众多的、各种专业的西医学教师，而且还需要大量用于教学的先进医疗设备，这都需要大量财政的投入。直到新中国成立初期，我国的西医院校数量仍然较少，所培养的人才数量远跟不上社会需求的脚步。在当时贫穷落后的社会条件下，政府财政匮乏，根本无力在短时间内开办大量的西医学院校。

　　另外，西医对培养对象自身的知识水平有较高的要求。新中国成立初期，我国的文盲占人口总数的80%以上，小学入学率仅有20%左右，初中入学率仅有6%。西医学作为一种西方近代科技，其自身涉及众多其他基础学科的知识和技术，这要求学习西医学的学生必须掌握一定的物理、化学等近现代科学知识。显而易见，当时我国的教育状况无法满足现代医学教育所需要的生源。

　　中医的传承与教育方式与西医不同，中医的传承方式是以师带徒和家传的方式为主，且这种传统的传承方式已有2000年的历史了。传承的对象只要具有一定的语言文字能力即可，甚至可以一边学习医学一边学习文化。

　　这种传统的师带徒，特别是家传的方式带有明显的保守化倾向，将核心技术或经验秘不示人，影响有效方法的扩散。另一缺陷是培养过程缺乏规范性，培养质量没有统一的衡量标准。

　　但这种传承方式也有积极面：师带徒的方式最大的特点就是培养方式灵活，学徒不用离开乡土就有机会学习，不要求学徒有良好的文化知识基础，且能因材施教。因此，可培养的后备资源较为充足。从教育成本角度看，师带徒的这种传承、教育方式不需要大量的财政投入，不需要大量的人力资源的投入，也不需要购买复杂的、昂贵的医疗器具。春秋战国时的名医秦越人的学生子阳、子豹，东汉名医华佗的学生吴普，这都是师带徒成功的范例。此外，就新中国成立初期具体国情而言，在当时落后的社会条件下，中医的这种师带徒的教育方式更易推广、普及。从国民政府时期，中医被诟病的问题之一就是传承方式，中医界所坚持的也是保留师带徒的传承方式。在20世纪80年代之后，在中医教育方式的改革中，其中受到推崇的形式之一就是恢复师带徒的传统教育模式。

（四）中医有完整的自圆其说的医学理论体系

　　中医是承载着中国古代人民同疾病作斗争的经验和理论知识，在古代朴素的唯物论和辩证法思想指导下，通过长期医疗实践逐步形成并发展成的医学理论体系。时至今日中医已有两千多年的历史，并且中医在传承的过程中从没有出现断层，一直是国人的主流选择，其理论体系也在发展中不断地趋于完善。中医的哲学思想、具体医学理论、不断累积的丰富临床医学经验，在长期的发展历程中，经过无数医学家的努力，已经形成系统的、自圆其说的理论体系。虽然早在20世纪初，就出现改造中医、废止中医理论的声音和举措。但是总体看来，中医界经过几十年的艰苦斗争，到新中国成立后，仍然保存了中医学术体系的完整性。

完整的医学体系，使中医界在面对其他医学理论竞争时，能够进行自我说服，保持理论的独立性，故能有力地抵抗外来医学的冲击。虽然中医的理论体系与西医理论之间不可通约，中医的方法、手段、经验等，无法用西医的语言解释清楚，但是在中医的理论体系框架中都是能够"讲得通、行得通"的，形成独立与独特的话语与话语体系，所以能够保持其独立性。尤其重要的是，中医学作为一种较为完善的学术建制，从来就不是单纯的、独立的，而是与中国传统的政治观念、经济思想、文化传统、生活态度、行为模式等多方面相互融通，共同构成中华文明的精神部分。这在整个文明的层面上为中医的持续存在提供了强有力的外部支撑力量。

（五）有一批有影响力的名医

中国古代名医辈出，扁鹊、华佗、孙思邈、张仲景等中医大家，皆名垂史册。近代中医虽然处境艰难，但依然名医荟萃。张锡纯、曹颖甫、丁甘仁及北京四大名医、上海的"四仲"等，皆以独特的创建和医技著称于世。新中国成立后，名医也不乏其人。秦伯未、祝谌予、蒲辅周等都是能攻克疑难杂症的名医。许多领导人都请中医看过病。1942 年，毛泽东因患右侧肩关节周围炎，疼痛难忍，严重地影响了工作和休息。中医名家鲁之俊立即组织延安的医务人员为毛泽东进行了会诊，确定了治疗方案，并由鲁之俊亲自为毛泽东治病，取得了很好的治疗效果①。其实在近代乃至新中国成立初期，一些反对中医的人，并不完全像他们的言辞那样强硬，坚决不请中医治病。胡适、梁启超等反对中医的社会名流在患病时也都请过中医。胡适患肾炎时，西医束手无策，但中医陆仲安却治愈了他的病，这在当时的医学界引起巨大的轰动。当西医有时对一些慢性病和疑难杂症束手无策，人们自然会积极寻找中医治疗。

从社会组织角度看，名医是中医行业自然形成的领导者和代言人。在适当的机会，他们宣传有利于中医行业的主张，维护行业的利益，施加影响给政治家和政治团体，影响社会公众舆论，应对批评与指责，承担行业保护与推广的任务。前述谢觉哉对中医的表态，应该是能够影响谢觉哉的中医界人士与其沟通的结果，否则作为与行业的外部人士，为什么会如此关注这一问题。从实际

---

① 秦秋. 毛泽东关心中西医结合事业——从鲁之俊为毛主席治病谈起. 家庭中医药, 1993，（1）：4-6.

情况看，当中医在 20 世纪二三十年代遭遇困境之后，中医名医恰好发挥了行业自保的领导者角色。

四、民生与经济

（一）中医在短时间内消失会导致大量的中医药从业者失业

民生问题是我党支持中医继续存在和发展的现实因素。民生问题关系到社会的稳定和国家的长治久安，是我党治国的头等大事。在历次中西医的争论中，民生问题都是摆在废止中医派面前一大难题，也成为中医界与之抗争的一张王牌。因为一旦中医被废止或取消，那么号称 80 余万的中医从业者的饭碗将彻底被打破，危及其生活来源，且无其他生活出路。废止中医派的领袖余云岫也曾讲道："饭碗问题，则牢不可破，必尽力支撑，尽力抗拒，尽力破坏余医学革命之计划，尽力阻挠余医学革命之进行。不顾是非，不论曲直，不察国计民生之幸福，不计教育内政之前途，有可以保持其饭碗，延长其势力者，无计可施，无孔不入，真莫大之障碍也。"[①] 从数量上来看，中医的从业者要比西医多得多。据 1947 年统计，全国有中医生 83 万，中药从业人员 360 余万。1950 年前，仅广州地区就有中医诊所 819 间，中药铺 553 间[②]。这也就是说，如果中医被即刻取消，那么中医界的数百万从业者的生计将无可避免的陷入危机，会影响到社会稳定及正常经济秩序。

中医中药互相伴随，如影随形。废止中医，不仅使中医遭受灭顶之灾，而且使中药行业也同样面临生存危机。一旦中医被废止，那么中药行业自然也会随之消亡。与中医医生的数量相比，中药产业所涉及的从业人群更为庞大。在 1929 年的废止中医争论中，天津中医药界就曾宣扬："中医秉几千年之历史，中药有数千万之产额，其所系之职工，不啻万千，如一旦废止，其关系民生之巨，自不待言。"[③]

中国共产党历来重视民生，自诞生之日起就致力于民生实践，一直把解决民生问题作为为人民谋利益的重要手段。以解决民生问题为己任的党和政府，在考虑中医存废问题时，同时还考虑其后涉及的数百万就业人口的工作问题，考虑其经济影响、社会效益。

---

① 余岩. 我国医学革命之破坏与建设. 社会医报，1828，（18）：21-22.
② 刘小斌. 广东近代的中医教育. 中华医史杂志，1982，（3）：15-17.
③ 天津药业对废止中医药宣言. 新闻报，1929-03-20.

（二）中医在短时间内消失会造成国民经济萎缩

中国传统医学在中国已不仅仅是一种学术门类，也不仅仅只与政治、文化密切相关，在长期的历史过程中，中医药业已经成为社会经济生活中重要组成部分，中医药行业与国民经济的密切关系是谁都不能回避的现实经济问题。薛笃弼（1890～1973 年）就中医药与国民经济的问题曾谈道："以如此巨额民众之生活根基，若不亟图改进，任其窳败衰亡，其影响到国民经济方面，亦非可等闲视之。"[①] 中国地大物博，药材丰富，各地所产的中药材，经采集、收买、加工后，供全国应用。在抗日战争爆发以前全国每年关于中医药行业的财政收入就已达四亿元[②]。同时，中药材的外销一直是国家收入的重要来源之一。我国每年都有一部分药材销售国外，特别是海外华侨较多的区域。虽然当时以美国为首的西方国家对我国进行封锁和禁运，使中药材的出口受到较大损失，但每年的出口创汇还是相当可观的。所以维护中医药行业的继续存在，对国家财政收入和国民经济发展有利无害。反之，如果中医药行业消失，那么则需要花费大量外汇去购买相对昂贵的西药，出入之间，经济利益的损失显而易见。

五、革命年代建立的感情纽带

革命的感情基础也是中国共产党维护中医生存与发展的因素之一。在二十多年的革命战争中，中医药与革命军队如影随形，为中国革命的胜利做出了巨大的贡献。在革命战争的艰苦条件下，由于西医、西药短缺，许多部队都是依靠中医治疗伤员。在土地革命战争时期，在海南岛的石泉县革命根据地，中医师运用上山虎、下山虎、接骨草、龙眼核等中草药治疗骨折伤员，取得很好的效果。1934年，闽东游击队在敌人重兵"围剿"下，损失惨重，供应短缺，大量的伤员都是依靠中医中药渡过难关。在抗日战争中，晋察冀军区创办的制药厂生产了疟疾丸、黄连膏、行军丹、避瘟散等 119 种中药和中成药，在防治疟疾等流行性传染病和军民保健上发挥了重要的作用。在解放战争时期，刘邓大军的一个团在一次行军中过河，由于河水冰冷，使千余人腰腿酸痛，幸而卫生员运用针灸治疗使伤员迅

① 薛部长对于中医药存废问题之谈话. 申报，1929-03-22.
② 郝先中. 中医缘何废而不止——近代"废止中医案"破产根源之分析. 自然辩证法通讯，2006，（5）：88-93.

速康复，得以继续行军①。在长期的革命战争中，中医挽救了成千上万的革命战士的健康和生命，也使党和政府中有一批对中医有深厚革命感情的人士，影响关于中医的政策。

第四节　中医合法性的再确立基于政治考量

中华人民共和国的执政党是中国共产党，中国共产党的指导思想是马克思列宁主义、毛泽东思想。从时代背景看，马克思主义是在近代科学技术所提供的知识、认识论和方法论基础上创立的社会理论。马克思主义在解决人与自然矛盾时，所主张的理论思想是科学主义和理性态度，坚持唯物主义观念。很明显，至今中医仍然没有被纳入现代科学体系，没有获得现代科学界的接受与承认。但是，作为马克思主义政党的中国共产党却采取大力维护中医的生存与发展的态度，给予其已经失去的合法性地位。这种做法表面看起来是与中国共产党所坚持的指导思想相违背。但是通过前文的分析可以看到，在中国当时的社会情形下，中医存在的意义实际上更多的是表现在人与人、人与社会的问题上，而非人与自然的矛盾上，是维护社会稳定、促进中国经济社会发展的一个推动力量。所以，中国共产党在以马克思主义作为指导思想，在夺取政权、建设国家的过程中，不是机械、片面地理解和执行唯物主义与科学思想，而是以务实、灵活的态度确立党和政府的相关中医政策，成为马克思主义中国化的一个经典案例。

一、中医合法性的再确立是毛泽东哲学思想的具体体现

中国共产党在应用马克思主义解决中国实际问题的过程形成了毛泽东思想。毛泽东思想的重要的观点之一就是矛盾论。矛盾论认为：矛盾的存在具有普遍性，矛盾分为主要矛盾和次要矛盾，矛盾有主要方面和次要方面。矛盾的主要方面决定矛盾的性质，问题的主要矛盾决定问题的性质。只有把握主要矛盾的主要方面，才能抓住问题的实质，正确和有效地解决问题。毛泽东曾经讲道："任何过程如果有多数矛盾存在的话，其中必定有一种是主要的，起着领导的、决定的作用，其他则处于次要和服从的地位。……在研究矛盾特殊性的问题中，如果不研究过程中主要的矛盾和非主要的矛盾及矛盾之主要的方面和非

① 李经纬. 中国革命战争时期中医工作史略. 中医杂志，1986，（8）：52-56.

主要的方面这两种情形，也就是说不研究这两种矛盾情况的差别性，那就将陷入抽象的研究，不能具体地懂得矛盾的情况，因而也就不能找出解决矛盾的正确的方法。"①

中国共产党在领导中国革命和社会主义建设时期，在决策过程中，其具体政策制定的基本出发点首要着眼于政治方面，即党的利益、国家与社会的稳定发展，是其一切政策的归属。在面对和处理中医问题时，中国共产党成功地运用了马克思主义和毛泽东思想，坚持了实事求是的毛泽东思想精髓，从具体的历史实际出发，全面、深入地了解中医问题的实际，正确地把握住了中医存在与社会发展的这一主要矛盾，看到了中医的存在和发展对社会稳定的重要作用。毛泽东和中国共产党不是没有认识到中医存在的缺陷与问题，但是同时还发现中医作为现实的社会力量，有其暂时不可取代的医疗优势和存在的价值。可见，在对待中医的问题时，中国共产党既坚持唯物主义立场，也坚持了辩证法立场，坚持了一切从实际出发的原则。对待中医的态度是，准确地意识到中医相对其他中国古代科技思想在自身上和社会上所具有的特殊性，没有因为其他中国古代科技被西方近现代的科技取代这一历史现象而简单否定中医的存在，也明确地指出了中医应该发展与提高的基本走向。

二、中医合法性的再确立符合毛泽东对传统文化的一贯主张

毛泽东倡导建立中国的新民主主义文化思想。新民主主义文化思想对待传统文化的主张是：去除封建糟粕，吸取民族精华。毛泽东曾指出："清理古代文化的发展过程，剔除其封建性的糟粕，吸收其民主性的精华，是发展民族新文化提高民族自信心的必要条件。"② 在中国社会生活中，有两千多年历史传承的中医学不仅是一门实用技术，更是中华民族的传统文化的精髓之一，与天文、农学、算术、兵学共同构成中国古代学术体系，与左右中国人思想的儒、释、道三大文化体系等存在着内在密切的联系。作为中国传统文化一个部分、一个方面，与其他传统文化一样，既有精华也有糟粕。1954 年，毛泽东在批评卫生部歧视中医的错误做法时指出："真理的标准是实践，中医尽管有些道理说不明白，欠妥当，但行之有效，这就是真理。重视中医，学习中医，对中医加以研

① 毛泽东. 毛泽东选集（第 1 卷）. 北京：人民出版社，1991：322-326.
② 毛泽东. 毛泽东选集（第 2 卷）. 北京：人民出版社，1991：707-708.

究和整理，并发扬光大，这将是我们祖宗对人类贡献中的伟大事业之一。"①中国共产党重视中医的生存和发展，实际上就是将中医文化的精华得以继承和发展。中国共产党开展"中医科学化""中医现代化""中西医结合运动""西医学习中医"等，都是为了剔除和改造中医的糟粕之处。所以说中国共产党维护中医的生存和发展，遵循了毛泽东新民主主义文化思想。这一主张，还在一定程度上维护了中华民族的自尊心和自豪感。

三、中医合法性的再确立反映了社会实际需要

群众路线是实现中国共产党的思想路线、政治路线、组织路线的根本工作路线，群众观点是历史唯物主义的基本观点，群众立场是决定中国共产党的性质的根本问题。一切为了群众，一切依靠群众，是群众路线的核心内容。中医源于我国古代的劳动农民和手工业者在长期的劳动、生活实践积累，经过世代传承的反复验证，被广大劳动群众所广泛接受与应用。直到新中国成立初期大量中医医疗技术仍然掌握在农民和手工业者的手中。经过 2000 年的历史积淀，群众对中医已经有了一种天然的亲切感和依赖感，中医成为劳动群众生活中不可或缺的一部分。在新中国成立初期落后的社会条件下，中医从业人员是广大农村基本医疗保障的唯一力量，劳动群众在中医身上体会到了切切实实的利益。1953 年，毛泽东在一次中央政治局的会议上，针对党的卫生工作时说："广大人民，尤其是农民仍主要依靠中医治病，中医宝贵的经验必须加以继承和发扬。"②维护中医的生存与发展是恰恰说明了中国共产党站在群众的立场上，想民之所想、忧民之所忧、解民之所难，切实维护着老百姓的利益。如果中医遭到打压或取缔，那么在当时的历史条件下，广大劳动群众肯定是难以接受的，背离了党的群众路线，自我制造矛盾。

四、中国共产党对中医仍然持唯物主义态度

中国共产党领导的政府虽然给予中医合法性地位，但不代表中国共产党及其领导的政府认可中医的全部理论、技术、方法、行为等。在肯定中医医疗价值和社会贡献的同时，党和政府也对中医自身所存在的理论问题有清醒的判断和认识。

---

① 上海市卫生局，上海中医学院等. 中医事业的今昔与未来——纪念毛泽东诞辰 100 周年中医政策研讨会论文汇编. 1993，11：26.

② 蔡景峰，李庆华. 中国医学通史（现代卷）. 北京：人民出版社，1999：595.

中医理论体系中的唯心论思想与中国共产党所主张的唯物论在根本上相对立，所以党和政府在保留中医的基础上，还提出对中医理论进行"改造"的发展方向。"中西医结合"是新中国成立后制定的一项卫生方针，并在 20 世纪 50 年代末正式开展。"中西医结合"运动为中医的应用和发展提供一个更广阔的空间，但更为根本的是，"中西医结合"是中国共产党寻找解决中医理论问题的一种手段。"中西医结合"与之前中国共产党所倡导"中医进修西医"和"西医学习中医"一样，最主要的目的都是试图运用西医的现代科技知识去归纳、概括中医的理论体系，以达到中医科学化和现代化，促使中医融入现代科学技术体系。毛泽东在 1953 年的政治局会议上明确指出："中西医一定要团结，西医一定要打破宗派主义，将来只有一个医，应该是唯物辩证法作指导的一个医，不是两个医。"[1] 所以说在解决人与自然的问题上，中国共产党仍然坚持着唯物主义，仍然坚持现代科技发展方向。

在中医的问题上，中国共产党正是在毛泽东思想的指导下，在当时具体的历史条件中灵活运用了马克思主义，准确地看到了中医自身的特殊性和其对于中国社会稳定与发展的作用，才做出给予中医合法性的举措。所以说中国共产党维护中医的政策不仅没有与党的指导思想相违背，相反，维护中医的生存与发展正是毛泽东思想在中医工作中指导和运用的结果，也是马克思主义中国化在微观层面上成功的典范。

五、中医合法性再确立的后续效应

与新中国成立前的两次争论相比，在这一次中西医论争中，中医取得了巨大的胜利。中医合法地位的回归，为以后中医在新中国的发展创造了一个长期相对良好的环境。

（一）保存和发展中医成为全社会的共识

在经历了新中国成立初期中医存废风波之后，卫生部在中医的工作中积极贯彻党的中医政策，各项维护发展中医的措施基本上得到落实。虽然在社会中虽然仍有质疑中医的声音，但保存和发展中医已成为社会的主流共识。随着北京、上海、广州、成都中医学院的成立，中医正式进入了国家教育系统。各个地方紧随其后，陆续地创办了一批中医学院，为中医人才的培养奠定了基础。中医的生存

---

[1] 马伯英. 中外医学文化交流史. 上海：文汇出版社，1993：547.

和发展获得了法律上的保障，各项维护中医的法律、法规陆续出台。标志性事件发生在 1982 年，维护中医的生存与发展正式被写进《中华人民共和国宪法》。1982 年 12 月 4 日全国人民代表大会公告公布施行修改后的《中华人民共和国宪法》。《宪法》第一章总纲第二十一条规定：国家发展医疗卫生事业，发展现代医药和我国传统医药。以宪法的形式维护一门古老学科的存续，这种现象在世界的其他国家是极为罕见的，党的中医政策的独特性呈现出鲜明的中国作风和中国气派。

（二）催生了"中西医结合"新学科

中西医结合是中华人民共和国建立后政府提出并长期实行的一项方针。中西医结合是将传统的中医中药知识和方法与西医西药的知识和方法结合起来，在提高临床疗效的基础上，阐明机理进而获得新的医学认识的一种途径。在新中国成立初期由于受到当时卫生部政策的影响，中西医结合进程缓慢。中医问题的风波之后，在党中央和国务院的重视下，中西医结合进入了一个蓬勃发展期。到 20 世纪 50 年代末，开展中医、中西医结合工作的条件基本具备，西医离职学习中医人员已陆续毕业，在职学习中医的西医也相继掌握了一些中医的基本知识及经验，并在临床上加以实践，加上政府的大力号召，指导思想明确，使中医、中西医结合能够广泛而深入地开展临床研究，实行辨病与辨证分型相结合，中药或中西药治疗相结合的诊疗方法。

中西医结合临床治疗及研究的病种相当广泛，几乎各种常见病多发病均有涉及，出现了异病同治，同病异治的治疗，在老中医的指导下，通过一个病例一个病例，一个病种一个病种诊疗观察，做了大量肯定疗效、提高疗效及探索临床规律的观察，涌现出一批优秀的研究成果。在治疗某些急腹症时，已经改变传统的治疗原则，成为一种有中国特点的新疗法，不仅提高了治愈率，而且可使一部分病人免除手术治疗，减少了合并症及副作用。治疗骨折，形成一种新的复位固定方法，可以缩短骨折固定和功能恢复的时间，保持较好的关节功能。在临床中，用中西医结合诊治常见病、多发病、难治病已较普遍。例如，治疗心脑血管病、再生障碍性贫血、月经不调、病毒性肺炎、肛肠病、骨折、中小面积烧伤、血栓闭塞性脉管炎、硬皮病、红斑狼疮等疗效显著。治疗内科急症，如呼吸窘迫综合征、急性心肌梗死、休克、急性弥漫性血管内凝血等也有较好的疗效[①]。

---

① 中国科学技术协会. 中国中西医结合学科史. 北京：中国科学技术出版社，2010：14.

（三）中医合法性再确立与未解决的问题

虽然在这次争论中，中医是胜利的一方，但其自身的"科学性"问题仍然存在，并没有得到解决。在政府长期的支持和保护下，中医丧失了原有的紧迫感和竞争压力，失去了解决自身问题的动力，从而导致了今天新的问题出现。例如，基础研究滞后，理论创新没有突破性进展；中医药特色和优势淡化；中医药服务领域缩小，在国际市场上的份额徘徊不前等。与中医恰恰相反，新中国成立以后特别是改革开放以来，随着我国工业和科技水平的迅速发展，西医取得了飞跃性的进步，西医与中医的差距进一步拉大。近年来，西医对中医的存在意义再度提出质疑，社会中也再次出现要求废除中医的声音。

近代以后，在西方近现代医学的冲击下，中医不断沉沦。新中国成立，在中国共产党的支持下，低迷百年的中医迎来新生。中国共产党维护中医的政策是中国共产党在马克思主义和毛泽东思想的指导下，站在历史的高度，从中国具体国情、民情及中西医并存的实际情况出发得出的结论，并且寻求在维护中医生存与发展主题下去解决中医的自身的问题，这是马克思主义中国化的一个成功的典范。

第七章　中医近现代发展的新方向

西医进入我国，其背景是西方基于近现代科学技术基础的经济、军事优势的文化扩张的一部分。就医学领域而言，中医作为中国传统文化的一部分，被迫陷入与具有知识和技术优势的近现代医学科学技术体系竞争局面，与中国传统文化一样，遭遇到生存危机。中医的生存与发展，不仅成为中医界不得不严肃面对与处理的问题，还有意无意被上升成为中华传统文化确立独特地位、增强民族自信心甚至超越西方文化的立足点。在此背景下，关于中医如何通过发展获得持续的存在地位，成为民族文化的大事件。

纵观中医界这个历史时段为生存的努力，可以明确地发现，其发展中医获得继续存在的新思路有两个方向：中西医结合和中医现代化。

第一节　中西医结合

一、中西医结合的历史回顾

（一）中西医结合概念

中西医结合是一个相对较晚才出现的概念。在此概念之前，一般称为中西医汇通。其前提是西医进入中国，医学界有了较大规模的中医和西医交流与比较。中西医结合概念是1956年毛泽东"把中医中药与西医西药的知识结合起来，创造中国统一的新医学新药学"的讲话之后开始流行的。自此之后，还出现由政府主导的全国性的一个中西医结合运动，并成为中国医学领域所谓除中医、西医之外的第三支力量。但该概念出现之后，其内涵不清晰、外延不周延，未有经过广泛的论证而达成共识，政治性意义大于科学性意义。举凡与中、西医相关的人或事、科研或管理都可以称之为"中西医结合"。

自开展中西医结合运动以来，取得了某些成就，一定程度上间接地推动了医学科学的进步。例如，上海医科大学（现为复旦大学上海医学院），有中西医结合研究所、中西医结合博士点和博士后流动站，其著名的代表人物是沈自尹院士。

沈院士 1952 年毕业于上海第一医学院医疗系。复旦大学上海医学院、华山医院教授、博士生导师。1997 年入选为中国科学院院士。1955 年师从上海著名中医姜春华教授，系统学习中医经典著作和临诊，应用现代科学方法继承发扬中医药学，因成绩显著，于 1959 年获卫生部颁发金质奖章。他曾任中医教研室主任、中西医结合研究所所长、国务院学位委员会学科评议组成员，现任复旦大学中西医结合研究所名誉所长、中西医结合博士后流动站站长。他从事中西医结合研究，特别是首次在国际上证实肾阳虚证有特定的物质基础，并将主要枢纽定位在下丘脑，对中医向现代发展做出重要贡献。沈自尹院士在中西医结合肾本质研究方面开创了传统医学研究的新领域，其研究的代表作是《肾的本质》。[①] 严格地讲，沈自尹院士的研究属于后面将要讨论的中医现代化范畴，即用西医知识阐明中医所描述现象的现代理解。但从各种介绍沈自尹院士的材料来看，他担任的学术职务、取得的学术成就都被归结在中西医结合的名下。

（二）中西医汇通

中西医汇通的出现可追溯至 19 世纪下半叶，但其历史远远比不上中医、西医历史的源远流长。16 世纪，西医传入我国，便开始了中医和西医的比较和竞争。到 19 世纪，西医的发展初具规模，在我国出现试图融合中西医学的汇通先驱者。其基本目的是"合中西之说而会其通"，因而提出了中西医汇通的口号，并出版有关专著，开创了中国医学中中西医交叉的医学理论和技术先河。由于当时中医、西医之间的差异明显并互有优劣，尤其是当时的西医技术并无优势，因此多数人中国人认为中西医汇通能取二者之长，补二者之短。

1. 明末清初的汇通思考

在明末清初年代，西医已传入我国。一些传统的医家接触到西医知识，从而进行了二者的比较研究。见于文字记载的代表人物有王宏翰和王家权。王宏翰是近代医学史上较早接受西医的传统医学家。他注意到西医的四元素说，与中医的五行学说的相似之处。常以儒家性理之说，结合西医之学，互相启发。王学权等对西医的解剖学持肯定态度，认为"虽有发明，足补华人所未逮，然不免穿凿之弊。信其可信，阙其可疑"。王学权所著《医学随笔》一书，系后来由其晚辈补充

---

① 资料来源：百度百科（http://baike.baidu.com/view/1232719.htm[2015-11-20].）

完成，后更名《重庆堂随笔》行刊于世。可见，中西医汇通或结合，是在中医、西医比较的基础上提出的。中西医结合的早期，称为中西医汇通。汇通指"汇通为一"，即建立统一的学说。

2. 中西医汇通学派

自西医学开始在中国境内有较广泛传播之后，汇通的努力以致在中国医学界形成了汇通学派。

目前学术界将广东新会的陈定泰认定为中西医汇通的最早期医学家。陈定泰先学中医，在广州因接触到王清任弟子而接触并认真学习了西医知识。其著作《医谈传真》完成于 1844 年，刊行于 1875 年，在当时是一部有影响的汇通著作。陈定泰的汇通研究主要在解剖方面，这与其所处时代局限有关。西医学当时的诊疗方法尚属幼稚，较突出者在解剖，即所谓"西洋智者长于格物"。陈定泰的汇通方法，是将古传脏腑十一图与王清任脏腑十一图及西医解剖图谱十六帧详加比较对照，寻求异同，判断真伪，进行汇参探索。这是初期中西汇通最常用的合璧式研究方法[①]。

在中西医汇通学派中有代表性的医学家有四位。

唐宗海（1862～1918 年）是中西医汇通派的早期代表，著有《中西汇通医书五种》，中西汇通之说始于他的著作。唐氏认为中西医学原理相通，但各有所长，故应"参酌乎中外，以求尽善尽美之医学"。在具体工作中，主要从维护中医的愿望出发，用西医来印证中医理论，力图证明中医比西医高明，甚至认为西医的解剖、生理知识也未超出《黄帝内经》范围。

朱沛文（约生于 19 世纪中叶）是中西医汇通学派中较为开明者。朱氏略通英文，兼读中西医书，曾到西医院观看人体解剖，著有《中西脏腑图象合纂》。他认为中西医学各有是非，不尽相同，不能偏主，采取"通其可通，存其互异"的主张，反对牵强附会的解释。

恽铁樵是中西医汇通的著名代表，是近代医史上一位卓有建树的医家。恽氏博采诸家，对中西医学都有比较系统的研究，提出"西医之生理以解剖，《内经》之生理以气化"的观念，即西医重视生理、解剖、细菌、病理和局部病灶的研究，而中医重视整体功能和四时气候等自然因素对疾病的影响。相对之下，"西医精密，中医粗疏"。他主张研究医学不应以《内经》为止境，主张"中医而有演进之价值，

---

① 余永燕. 早期中西医汇通世家——陈定泰祖孙. 江西中医学院学报，2005，(6)：16-17.

必能吸取西医之长，与之化合"。

张锡纯（1860～1935 年）的中西医汇通主要是中西医药物的合用，对后人有较大的影响。张氏著有《医学衷中参西录》一书，集中反映了他多年的临床经验和中西医汇通的学术思想。他认为中医之理多包含西医之理，因而从医理、临床病症、治疗用药等方面，引用中西医理论相互印证，试图表明中医并不落后于西医。在临床上，主张"用西法诊病，用中药治病"，用药上采用中西药物合用。

这一时期，中西医汇通是我国医学界的主要潮流之一，近代著名的大部分医家主张中西医汇通。但由于方向与方法上的错误，中西医汇通没有取得突破性成就。汇通只是相互解释医学理论；或用西医理论印证中医理论，以证明中医的科学性和先进性；或是中西医生共同诊疗，或是中西药物共同应用而已。到 20 世纪二三十年代后，因国民政府奉行废止中医的政策，加之战乱不已，中西医汇通处于停滞状态。

（三）中西医结合运动

中华人民共和国成立后，1952 年政府制定团结中西医的卫生政策。自 1958 年起，在全国开展西医学习中医和中西医结合的运动。从此，中西医结合作为一支独立的医学学派开始成长、壮大，进入全面发展时期。1958 年，毛泽东提出"中医药学是一个伟大的宝库，应当努力发掘，加以提高"，主张"如能在 1958 年每省、市自治区各办 70～80 人的西医离职学习班，以两年为期，则在 1960 年冬或 1961 年春我们就有大约两千名这样的中西医结合的高级医生，其中可能出现几个高级的理论家"。从此，全国很快掀起了西医学习中医、中西医结合的高潮。

这一时期中西医结合的中坚力量，是西医离职学习中医的毕业生。他们懂得中西医学知识，又有临床、科研、教学经验，能担任起交叉学科的研究开拓工作。随后是各中医学院培养的，具有中西医学知识的毕业生，一部分人加入中西医结合派。除此之外，随着中医和中西医结合专业的硕士、博士研究生的招收与培养，几乎所有的这类研究生进行的研究，多是用现代科学技术研究中医，从而更有力地推动了所谓的中西医结合的理论与实践工作。中西医结合研究者受过系统的中西医学教育，又得到国家政策的支持，因此在这一时期，能够被纳入中西医结合范畴的成绩较多。由中华医学会、中华全国中医学会等五大单位共同推荐的新中国成立 35 年 20 项重大医药科技成就中，中西医结合占了 3 项：中西医结合研究针麻，中西医结合治疗急腹症，中西医结合治疗骨折。这些成果丰富和发展了中西医学的理论，提高了某些疾病的临床治疗效果。

二、中西医的差异点与结合点

（一）中西医学的差异点

中医和西医之间的差异是广泛的、多层次的。

1. 关注医学对象的不同侧面

从总体上看，中西医学的对象都是人的健康与疾病现象。但因历史的原因，两类医学，尤其是在现代西医未完全发展成熟之前，关注了医学对象不同侧面。如经络和穴位以及运用，是中医学中重要的内容。《黄帝内经》中记载经络十四条，穴位三百六十五个，经现代科学技术证实，在部分人身上是确实可以诱导出现的生理或病理现象。不过，在西医在未接触中医之前，对人体经络现象一无所知，更谈不上有相应的理论概念。中药的种类数以千计，复方数以万计。中药及其复方，部分确实有明确的疗效，西医对此也并不否认，但对其认识还并未完成。

相反，西医关于人体各层次的结构知识、药物的化学知识、细菌、病毒、寄生虫的知识，又是中医缺乏或未被重视的。关于疾病，西医关注疾病的特殊原因和由此而产生的因果关系，采取针对病因的治疗手段；中医关注各种症状的组合，并把不同的组合视为人体的不同状态，在治疗时区别对待，采用具有整体调整作用的治疗措施。两种医学描述了同一对象的不同侧面，总结出不同的规律。分析中医、西医的这种差别有助于更全面地认识医学对象。

2. 发现了不同的医学规律

两种医学发现了不同的医学规律。例如，骨折是常见病，中西医学对骨折的治疗，各总结出不同的治疗规律。西医从解剖角度出发，认为骨折部位的对位固定是治疗的关键，强调骨折部位上下关节的固定，因此过关节固定是骨折治疗原则。中医从功能活动角度出发，认为骨折上下关节的活动有利于功能恢复。因此采用小夹板固定，不严格限制上下关节活动。两种医学交流以后，发现两种治疗原则，各抓住了骨折治疗的某一方面规律。中医重视关节活动，有助于血液循环，能促进骨折断端愈合，愈合后关节活动不受限制。但是，由于固定不牢，往往导致断端对位后再次错位，形成异位愈合，影响肢体功能。西医重视断端对位固定，断端对位对线得到保证。但是，长期过关节固定，关节活动受限，血液供应不良，断端不易愈合，关节肌肉发生退行性改变，引起新的疾患。可见，两种医学各抓住了某一方面的规律。当然，这类符合客观实际的规律，在经过认真的交流之后，完全可以合二为一。

3. 揭示了不同的医学观念

两种医学有不同的人体观及相应的认识方法，是中西哲学思想差异的表现之一。中医的人体观是整体观，中医正是在这种观念的指导下，寻找疾病的原因、推理疾病的过程，治疗则强调提高抗病能力，驱除病因、调整人体内部、人体与环境的平衡关系。西医的人体观是机械的，即重视人体内部的组织结构，认为人体功能是各局部结构的功能。西医正是在机械观念指导下，寻找疾病的特殊原因，和局部结构功能的改变，治疗则是针对病因，恢复结构与功能，治疗方法是特异性的手段，如手术和化学药物。两种观念并不是对立和不可调和的。整体观和机械观都抓住了人的某方面特征，对方的观点正是自己学说的不足之处，具有相互补充的意义。人体观的差异源于文化观念的差异。西方文化重视原子、局部，中方文化重视整体、联系。文化观念的中西方的差异，是中医、西医差异的重要原因。但是，这类差异还具有历史性。随着医学的进步，现代医学也自然地产生出整体与系统观念。

（二）中西医学的结合点

没有差异就没有结合的必要，没有共性就没有结合的基础。中医、西医虽有差异之处，但二者的学科性质、认识对象是相同的，两种医学在内容上也存在着许多一致的地方。

1. 医学目的相同

二者的医学目的相同。医学目的包括：一是诊断、治疗和预防疾病；二是恢复、维护和增强健康。总的来说，医学要控制身心状态，使之处于人们所期望的那种水平，即最佳健康状态。在这一点上，不论是中医，还是西医，学科性质决定了二者目的的一致。

2. 认识对象相同

中医、西医的认识对象同一。中医和西医在同一目的驱动下，出现的差异是关于同一对象不同方面的差异。由于中医、西医形成于相异的文化环境中，尤其形成于人类历史文化发展的不同阶段，结果是在不同层次与方面认识人体的健康和疾病，揭示其不同方面与层面的规律。因此，中医、西医各有优势与不足，能够相互补充、相互完善。人类对客观事物的认识总是会经历从不完善到完善的过程。中医、西医对人的认识都未达到尽善尽美的境地，二者的互补，使医学认识趋向相对完善。中医、西医在内容上有许多相同或相似之处。如关于人体的生长发育规律，关于疾病的症状与体征，关于疾病过程，关于药物和其他治疗措施等等，中医、西医都有相同与相似的记载。中医的人痘和琴纳（E. Jenner, 1749～1822 年 ）的牛痘术之间有某种相似，它们所对应的免疫学原理基本相同。两种医学对骨折的治疗有所不同，但固定治疗是相同的。

3. 认识方法相同

在研究方法上，二者也有共同之处。中医、西医都以实践为认识的来源和检验真理的标准。在具体认识过程中，医学活动都从观察、实验入手，经过分析整体、抽象概括，提出假说和理论，寻找解决问题的办法。总体来看，西医在方法上比中医更具体、更系统，因而逐渐获得了竞争的优势地位。

总之，中医、西医存在着可以进行结合之处，有着取长补短的可能性。

三、中西医结合的现状

科学理论一般都包含着三个层次，即哲学观念、科学理论和科学事实层次。四十多年来，中西医结合运动，实际上在医学科学的三个层次上都有所展开，并形成了两个较突出的方向。

（一）中西医结合的三个层次

任何科学研究都包含着三个层次，即关于研究对象的一般观念与认识方法，关于被研究对象的理论和对被研究对象事实与现象的描述。科学工作者总是自觉或不自觉地受某种哲学观念的影响。一般观念和认识方法是科学工作者哲学观念在具体研究过程中的体现。一般观念和认识方法，从科学工作者提出的科学理论和对事实现象的描述中反映出来，不直接表现为理论。西医的一般观念是机械观和系统观，认识方法着重于还原方法，通过西医的具体认识活动体现出来。中医的认识观念与方法对应于农业文明阶段，属于相对早期文明的知识和技术体系。所以，如果你接受了现代科学技术教育，学习中医时，其思想方法需要专门的学习。

1. 中西医哲学思想的结合

中医、西医的一般观念和认识方法的结合，是中西医结合的第一个层次。西医的一般观念是机械的人体观，把人视作一部复杂的机器。因此用还原方法解剖人体，分析人体的疾病。到 20 世纪 40 年代，才逐步认识到这一观念的局限性，认识到人具有生物与社会两重属性，从而建立了关于人的生物-心理-社会医学模式的观念。在认识方法上，将还原方法和系统方法结合起来，在更高的层次上构建整体医学。

在整体与系统观念方面，中医与其他古代文明创造的医学类似，对此已有相对朴素的认识。中医要求医生同时观察病人的症状体征、心理状态与变化，社会环境与变化，认为心理和社会因素是影响健康和疾病的重要因素。实际上，中医早已建立了关于人的朴素的生物-心理-社会医学模式。采用朴素的黑箱方法来认识作为整体的人的健康与疾病。相反，中医缺乏西医由局部构成整体的观念和相应的还原方法，中医始终处于朴素的整体认识水平上。两种医学观念和认识方法汇通为一，则能比较完善地概括人及其健康和疾病的各个方面。

总体来看，中医的某些智慧，在今天对现代医学有所启示是完全可能的。但是从发展水平看，现代医学的思想观念与认识方法，由于其深厚的具体科学技术基础，并不能简单地加以否定，或直接从古代的朴素思想中推出来。

2. 中西医理论的结合

中西医理论的结合是中西医结合的第二个层次。中医和西医都有自己的理论体系，在这两种理论体系中有相同的部分，也有不同之处。相同是指相同的医学规律，不同是指对人的健康和疾病认识的不同。中西医理论的结合是二者相异之点的结合。如对急腹症中的肠梗阻，中医认为此病是热毒内结，可用泻下法治疗，药用大黄、芒硝等。西医认为肠道通畅受阻，宜解除病因，缓解肠道阻塞，不可用泻下法。中西医结合的研究者，在严格区分适应证的情况下，将两种理论结合起来，指导对此病的诊治，宜泻下则泻下，宜手术则手术，宜保守治疗则采取保守治疗，结果取得高于某一单纯治疗原则指导的效果。

理论的结合，不能理解为相互解释印证。真正的结合是发现两种理论之间的差异、或者是冲突与矛盾，进而发现对立背后新的规律，促进总体医学知识和技术的进步。目前流行的用现代医学理论对中医理论概念的再阐释，只是想证明中医理论概念的科学性而已。这类再阐释或相互印证性研究，并不是真正的所谓中西医结合。

3. 中西医经验事实的结合

中医、西医关于医学对象的事实和现象描述的结合，是中西医结合的第三个层次。客观事物的事实和现象是多层次、多方面的，被科学活动所认识到，并被用语言符号记载下来的是科学事实。科学事实是构建科学理论的基础，任何科学理论都是根据事实现象，并构建事实之间的关系建立起来的。西医对中医中记载与发现的相关医学科学事实的深入研究，将扩大医学的认识范围，即扩大医学理论建立的事实基础，在此基础上才能建立更完善的医学理论。

目前在这个层面存在的问题是，将中西医同时应用在同一患者的诊断治疗过程之中，理解为中西医结合。这种实际存在的所谓的中西医结合，并不符合中西医结合的本意。

在一个理论体系中，要严格划分科学理论和科学事实有一定困难。认识活动总是在一定的理论背景下进行的，科学事实或多或少地受理论指导，蕴含一定的理论意义。如病人舌苔黄厚，在中医理论中表征患者体内有湿热之邪，在西医理论中表征消化不良。因此，中西医结合中第二和第三层次的结合经常是互相交织的。由于客观事实的确定性，中医和西医中不同的科学事实与其相应的理论是可以统一的。有必要指出，这类结合研究的结果，对西医的发展进步的价值更大，对中医理论则具有反面的意义。

（二）中西医结合的两个方向

在中西医结合学派中，从中医或西医的角度研究出发，产生了两种研究方向的结合研究活动。

1. 从中医出发的中西医结合

西医诊病，包括病因、病位、病理和功能的诊断；中医诊病是以症名病，关注患者的症状集合，称为证候，证同治同，证异治异。西医的一种病，中医可分为不同的证候，予以不同的治疗措施；相反，西医不同的疾病，只要症状组合相同，中医予以相同的治疗。由于中医的观察手段是医生和病人的感觉器官，感知范围是人的整体层次，西医的观察手段多是物理化学手段，故称中医的诊断是宏观诊断，西医的诊断是微观诊断。西医充分利用现代化科学技术进行快速准确的检查，对病因、病位、病性等能做出明确的诊断，为治疗决策提供可靠的根据。中医在这方面的差距很大。因此，有人提出临床诊断中诊病与辩证，宏观诊断与微观诊断相结合，为中西医共同治疗提供依据。在这一结合中，中医的关于疾病的分类体系与标准不变，同时借助西医的检查方法和诊断标准，实现中医诊断客观化、标准化。在结合中，朴素的中医理论不是被提高改进，而是提出局部结构改变或生化特性的改变的证明。结合成为一种为印证中医理论可靠性的研究。

从中医出发的中西医结合，偏重于中医理论，以证明中医理论的科学性、先进性，并以此为实现中西医结合和中医现代化的途径。其问题是如何将现代物理化学的概念与中医高度抽象的概念及其体系相融合，形成逻辑一致的结论，这是这一方向无法简单超越的根本性问题。

2. 从西医出发的中西医结合

从西医的角度出发研究中医，用现代科学技术使宝藏显示光华，促进医学的进展，是中西医结合的另一重要的、有发展前途的研究方向。根据中成药当归芦荟丸功效经验记载，尝试将其治疗慢性粒细胞白血病，取得一定疗效。于是用现代药物研究技术进行分析研究，发现其中青黛是关键药物。进一步分析，从青黛乙醇提出物中分离出紫色结晶，经证实为青黛有效成分，化学结构研究证实成分为靛玉红。靛玉红原作为染料，但经过用西医的方法首次发现其抗癌作用。在这一研究中，研究者没有进一步研究此丸的效果与成分，没有研究中药理论和方剂理论，只用化学分析的办法寻找有效成分及其化学结构，并用化学方法制备有效成分，解决临床新药研制和新的抗癌药物应用问题。

这是典型的从西医出发的中西医结合研究。研究结果是，中药得以保存发扬的是特殊药物对特殊病症治疗作用的经验关系，而对与该药相关的中医理论弃之不顾。最典型的例子是后面将要详细论述的屠呦呦发现抗疟疾新药青蒿素的过程。另一个例子是针刺麻醉，该方法是在中医针刺止痛的理论和实践基础上发展出来的。与传统的药物麻醉相比，其特点是：保持病人处于清醒状态，针刺一定穴位，起到镇痛作用，起到提高循环系统能力，增强免疫系统活动等重要作用，减少或减弱手术过程中病人痛的感觉、感染、休克的发生，促进术后创伤组织的修复，加速病人的康复。研究也表明该法存在着诸多不足，不适宜于相当多的外科手术。

针刺麻醉的研究在一定程度上改变了西医的传统麻醉观念。通过对针刺麻醉的研究，医学界还提出了新的痛觉概念。认为机体内，存在着一个由疼痛与镇痛两个对立方面所组成的完整而复杂的痛觉系统，针刺穴位激活了机体的痛觉调控系统的活动，改变了机体状态，达到麻醉止痛和调节作用。利用这种方法，使机体某些器官功能处于兴奋状态而抑制疼痛和内脏牵拉反应。传统的方法是使全身各系器官处于抑制状态。

由于西医和其他自然科学技术在观念和认识方法上一致，因此不能将西医和现代科学技术割裂。从西医出发的中西医结合研究，代表中西医结合发展的方向，而现代医学代表着当代医学科学技术发展的方向[1]。

第二节　中医现代化

一、中医现代化概念

（一）中医现代化概念的提出

中医现代化问题引起学术界的关注并成为国家医药政策的一部分，始于 1979 年在广州举行的全国医学辩证法讲习会[2]。在此之前，秉承 1974 年第四届全国人民代表大会提出的四个现代化的口号，医学界有了医学科学现代化的提法，并提出了"我国医学科学的现代化，既要大力发展现代医学理论和最新技术，又要运用现代成果和技术研究中医中药，更好地阐明中医理论的物质基础。因此，医学科学现代化必将促进祖国医学的发展和加速中西结合的进程"[3]。

在广州会议上，还提出了中医现代化的经典定义："运用现代科学（包括现代医学）的先进技术武装中医、发展中医；运用现代科学（包括现代医学）的知识和方法研究中医、阐明中医。说得具体一点就是：在辩证唯物主义思想的指导下，多学科地研究中医药传统的、独特的理论及其丰富的临床经验，探索其规律，揭示其本质，发扬其精华，剔除其糟粕。使中医理论经过实验科学的论证，成为严密的先进的科学体系，把中医药学提高到现代科学的水平上来，使临床诊断、治疗具有客观指标并不断地提高其疗效。"

---

① 严金海. 中西医结合层次与方向. 医学与哲学，1996，（7）：376-377.
② 钟志伟. 在全国医学辩证法讲习会上中医现代化问题引起专家和领导重视. 上海中医药杂志，1980，（2）：5.
③ 黄家驷. 医学科学现代化必将加速中西医结合. 上海中医药杂志，1978，（1）：9.

会议上，也有学者认为只要提中西医结合就行了，不必再提中医现代化。但这种观点未能成为主流观点。

会议还确定了医学发展的所谓的三驾马车理论，认为我国医学应该同时发展中医、中西医结合、西医三支力量，以推动我国医学的进步。

（二）中医科学化概念

在中医现代化概念出现之前，另一类似概念是中医科学化概念。由于史料所限，无法确定到底是谁首先提出中医科学化概念，但源于国民政府时期中医被定为非科学、被排除在主流医学体系之外，是不争的事实。当是时也，"科学不要中医，但中医不能不要科学"。部分激进的中医人士认识到，"中医不欲自存则已，苟欲自存，舍取用科学，别无途径"，因而提出以"科学"改造和革新中医，从而谋取中医存续的合理性和改善中医的生存环境，并汇集成一股"中医科学化"思潮，成为 20 世纪 30 年代"关心中医的学者一个最大的祈望，也是中医界人自唱起来最有声浪的口号"。作为这一思潮的代表人物，陆渊雷、谭次仲、施今墨、叶古红、叶橘泉、余无言等人皆将此作为拯救中医的不二法门，认为"中医之必当科学化，所以循进化之顺序，应世界之潮流，为国家社会计，为中医自身计，皆无可逃避者"，并为此提出了一系列"科学化"主张[①]。

这一思路，在中国共产党领导的红色根据地的卫生政策中有体现，在第六章中医法律地位的再确立部分有论证，在新中国成立之后卫生部的相关文件与指导思想中也仍然延续。

"中医现代化"与"中医科学化"，两个词究竟有什么差别呢？为什么中医科学化被弃用，中医现代化有机会上位呢？其中可能的原因是，现代化一词的反面是非现代、传统。在一般的语境中，没有贬义。但是科学化一词的反面则是非科学、不科学。对于医学而言，非科学、不科学的标签所包含的批判指责，是根本性的否定，会引起中医界的更强烈的情绪反弹。在经济、政治、文化、生活等方面，与现代相对的状态，未必就是有问题，完全可以维持现状。但如果涉及科学技术领域，与现代相对的落后状态，不跟上时代的步伐，则不能接受。历史经验告诉所有人，不管是个人还是民族，都会在竞争中将因非科学、不科学而付出代价。近代中国的历史已经充分说明这一点。所以中医科学化一词被弃用，是热爱

中医者所乐见之事，也是倡导者尽量想减少纷争之举。

二、中医现代化的背景

从总体上看，无论是提中医现代化还是科学化，都基于中医落后于现代医学科学技术发展水平的现实判断。中医落后于现代、不科学，是提出中医现代化或科学化的逻辑前提。

（一）中医理论体系的性质、形式与内容落后

从性质上看，中医理论体系是人类知识发展早期的产物，具有原始知识的固有特征，即具体科学认识成果蕴含在抽象思辨的哲学体系之中，哲学与科学不分，各种具体的科学知识区分不明。

从理论形式上看，中医理论以古代哲学结论为框架，组织具体的感性医学经验，哲学概念在中医理论体系中处于核心的地位。在中医理论中，气、阴阳、五行、天人合一、比类取象等哲学思维成果与方法，具有哲学与科学的双重属性，既反映人类对自然、社会与人的整体认识，也包含对医学研究对象的具体感性经验。这一特性决定其理论的非精确性特点。从哲学层面上是逻辑自洽的，从科学层面上则是粗糙的，甚至是错误的。

从内容上看，中医理论体系对其研究对象，主要集中在人体的健康和疾病方面，尤其是疾病现象方面，其认识方法依赖人的感觉器官，其认识水平局限于整体层次，只反映整体层次上的结构与功能及其变化，以及整体层次与环境的关系。微观层面的知识严重缺失。如虽创立烈性传染病病因的戾气学说，但没有发现细菌和病毒及其致病过程与途径。在宏观层面，中医虽认识到环境如气候、地理对人的影响，但缺乏生态的概念，对人与自然的细节具体联系缺乏阐释。

中医理论体系的原始特征是人们得出落后结论的重要原因之一。余云岫禁止中医的理由之一是中医理论医巫不分，即抓住中医理论体系形式与内容的落后一面，从而将其定性为玄学，定性为非科学。20 世纪 60 年代西医学习中医的医生，提出中医理论体系的理论核心是脏腑经络学说，试图取消阴阳五行学说在中医理论体系中的核心地位，即是一种以现代科学理论结构改造中医理论的尝试[①]。

---

① 许自诚等. 从脏腑学说来看祖国医学的理论体系. 中医杂志, 1962,（6）: 15-18.

（二）中医从古代的领先地位转为近现代的落后地位

　　本书所指的西医是指近现代在欧洲产生发展起来的，与近现代自然科学技术相一致的医学理论体系。在文艺复兴以前，中国的科学技术，包括医学，较长时期内整体上处于世界先进水平，并广泛影响世界医学的发展。西方医学自文艺复兴艺术家达芬奇解剖人体开始，历经数百年的发展，其面貌已明显改变，促使人类在与疾病的斗争中首次取得主动地位：大量威胁人类健康和生命安全的疾病防治开始实现，传染病基本被控制，人口寿命和生活质量迅速提高，死亡率显著下降。

　　中医学经历两千余年的发展，自春秋战国、汉代创立基本理论框架始，至明清时代温病理论创立，形成完整的理论体系。中医虽然在古代曾处于领先地位，但在近现代的发展中，尤其是其临床成就，与西医相比，逐渐落后。以天花的防治为例，中国人最迟在 16 世纪或更早一些时候发明了人痘术，而英国乡村医生琴纳在 1796 年发明牛痘术；可是随着免疫学（属于西医）发展，西医终于寻找到彻底消灭天花的有效途径，并最终实现消灭天花这一烈性传染病的目标。这一例子证明西医的生命力较中医旺盛。类似的例子很多，如青蒿素、靛玉红的发现与应用，全依赖于现代科学实证的研究方法和永不言尽的研究态度。

（三）中医在我国现代卫生体制中处于次要地位

　　相对于历史上的中医而言，现代中医取得了巨大进步。新中国成立后，中医得到政府的大力支持，建立了中医高等学府、研究院所、中医院及中医科，培养了大批专业人才，进行了大量高水平的基础与临床研究，较旧中国以及中医历史上最鼎盛时期有巨大的进步，取得令人瞩目的成就。当代的中医，是中国历史上发展最好的时期。但是在这种背景下，中医界仍然提出振兴中医的口号，又是为什么呢？

　　从我国卫生事业现状看，相对于西医而言，目前中医学在我国卫生事业的医疗、教学和科研等方面均处于次要、辅助地位。在从业人数、院校数量、在校学生人数、床位比、床位周转率、科技成果获奖情况，中医都与西医存在着较大的差距。实际上，上述统计数字还有一个非常重要的问题必须加以澄清，即中医从业人员以及相关机构在进行中医理论和技术的教育和应用时，还同时采用西医理论和技术。中医院校的中西医课程的设置比例大致是 7∶3。因此，真正纯粹采用中医理论和技术的纯中医在今天可谓是凤毛麟角。

从临床治疗的疾病类型看，中医也远远落后于西医。在西医传入中国之前，中医治疗所有类型的疾病。但是随着现代医学解剖技术、消毒技术、输血技术、抗菌药物、生化药物、影像技术等革命性技术发展成熟，中医的临床阵地日益萎缩，局限于疑难杂症和病毒感染性疾病领域，即西医目前尚无有效治疗手段的领域，中医逐渐沦为所谓的补充医学地位。

三、中医现代化的多重目标

中医落后于时代，需要发展进步是人们的共识。从逻辑上讲，要进步、追上时代发展的步伐，最直接的途径就是引入最现代的理论和技术改造原有的体系，亦即实现现代化。中医现代化是中医发展的必由之路已成为共识。但是在同一口号之下，涵盖着不同的目标。以毛泽东将中医比作一个宝库，应该加以发扬、努力提高为例。中医既然是宝库，那么是将宝库中的宝贝取出来，还是将宝库重新装修，抑或是把现代的宝贝全部装进这个宝库中去，人们的理解有明显区别，这是应该从概念上加以澄清的问题，不然会出现无谓的学术争论。实际上，中医现代化有三种类型。

（一）创立现代化中医

中、西医现代化同提，反映国人迫切希望发展我国医学科学技术水平，赶上国际先进水平的良好愿望。20 世纪 70 年代末实施的改革开放政策，使国人突然较普遍地意识到我国科学技术与世界先进水平的差距，因此提出了医学科学现代化的口号。"根据我国国情，中医现代化、西医现代化以及在此基础上更好地发展中西医结合，都是医学科学现代化的重要组成部分。"[①] 这种类型的中医现代化，只是整个医学科学技术现代化的一个部分。这一目标是要建立与现代医学并立的现代化的中医。在这个语境中，"所谓中医学术的现代化，绝不意味着中医理论已经过时，需用新技术、新理论来代替，而是要利用、吸收新技术、新理论来丰富

---

① 王建平. 试论中医现代化. 上海中医药杂志，1980，（4）：2-4.

与阐明中医理论，进一步认识和发展它的科学性"[1]。这种愿望还有一层意义是担心中医被西化，担心中医在历史发展的长河中自然消亡，所以提出"中医一定要振兴，也一定会走向现代化，中医是不会被西医吃掉的"[2]。本节开始提到的中医现代化的经典定义，就是要创立现代化的中医。

（二）创立有别于中医和西医的新医学

第二种中医现代化的目标更宏大。有人从推动整个医学科学体系的革命，创立发展新医学的角度提出中医现代化问题。"当今国内外有识之士，都以高度的热情关注着中医的发展和中医现代化的问题。它不仅寄托着中医发展和走向世界的前途，也包含着对东方科学文化的科学再认识。不少科学家认为，2000 年以后，太平洋地区将成为世界新兴文明的中心，这种新兴文化将是亚洲的传统文化和社会结构，与西方科学技术与文化相结合的产物。钱学森同志也指出：'中医现代化是医学科学的革命，而医学科学的革命可能不限于医学，是科学革命。'可见，中医现代化的意义是非常深远的。"[3]"中医现代化的实现，必将推动生命科学的发展。从发展生命科学的战略高度来看，中医现代化的意义极其深远。"[4]

钱学森、黄建平认为中医现代化的意义超出中医发展本身，并能对世界科学技术和文明的进步产生影响。这与一般意义上讲中医现代化以发展中医，使之赶上先进水平有明显差别，赋予中医现代化更宏伟的科学文化价值与意义。

（三）选宝行动

第三种中医现代化的目标，是从保存发展祖国宝贵的文化遗产的愿望出发，发掘中医中既有宝贝的行动。中医蕴涵着大量有效的临床医学经验，是中华民族在长期与疾病斗争中积累的宝贵财富，如数以千计的中草药、经络穴位现象和针刺治疗，都是近现代医学所未能认识的有效经验。中医现代化能够将有效的经验发扬光大，古为今用。废医存药是选宝行动的一个有影响的理论概括，拆方研究单味药物是选宝行动的具体措施。

---

① 董平. 中医现代化和中西医结合是一回事吗？湖南中医杂志，1986，（4）：4-5.
② 王祖雄. 当今中医必须走向现代化读后感. 湖南中医杂志，1986，（2）：1-3.
③ 黄建平. 中医现代化的方法论问题及其战略构想. 湖南中医杂志，1986，（4）：2-4.
④ 丁公量. 中医现代化将促进生命科学的发展. 上海中医药杂志，1980，（6）：2.

在三个层次的目标中，目前唯有选宝行动取得一定的成绩。如从青蒿中提取青蒿素、从青黛中提取靛玉红、从薏苡仁中提取康莱特等化学物品；对针刺镇痛机理的内吗啡肽分泌学说研究也属于选宝之列。前两种中医现代化目标不是从宝库中取宝，而是要重新装修宝库，或者将宝库扩大，将现代医学和现代科学都纳入其中。目前看，前两类中医现代化，无论是逻辑上还是实际操作层面上，都存在难以逾越的困难。

四、实现中医现代化的途径

（一）诊断标准化

关于疾病症状及其组合的认识，中医的方法是望、闻、问、切，即依靠医生和病人的感觉器官认识疾病现象，基本上不采用仪器检测手段。由于人的主观感觉的局限性，导致中医关于疾病现象的描述具有不可克服的局限。

一是可靠性差。李时珍就曾感慨脉诊是"心中了了，指下难"。又如望舌色，须分青黄赤白黑五色，又分有神无神两类。正常人舌色本来就存在着差异，加之医师经验的影响，以及受观察时间、地点、场合等复杂因素的制约，不同的医生对同一病人的舌色有较一致而且是符合客观实际的诊断结果是一个难以克服的难题。由于缺乏仪器等客观手段和标准，争议难免。二是范围狭窄，仅限于人体整体层次，缺乏对人体内部各层次及群体的认识。三是只能定性不能定量，认识结果不精确。因此，诊断标准化首先是四诊[①]手段仪器化，以实现诊断客观化、标准化目标，即采用较少受主观经验影响的仪器设备去观测病人的疾病表现。

诊断标准化的第二个层面是证的标准化。中医关于疾病的核心概念不是病而是证。证是在辨证体系指导下医生关注的症状组合，理论上是证同而治同、证异而治异。由于四诊所获症状的特点，决定了证型确定的歧义性。对同一病人，不同医生或不同学派辨证结果很可能不同；对现代医学所判定的病种，中医也会判定为不同的证型。这使得中医关于疾病表现的分类尤其复杂多样，关键是不统一。为了方便中西医之间的交流，证的统一诊断标准和命名至关重要。

（二）理论概念的实质研究

理论概念的实质研究包括两个方面：一是引入现代科学技术研究方法，寻找理论

---

① 中医四种诊断方法望、闻、问、切的简称，分别指用视觉、嗅觉、询问和触觉方式了解病情的方法。

概念的物质基础；二是在确立相应物质基础的前提下，用现代科学技术的术语和标准重新阐释传统理论概念的现代意义。这类研究与诊断标准化研究本质上是一致的。

（三）引入现代科学技术的研究方法

诊断客观化和理论概念的实质研究都必须引入现代科学技术研究方法。中医落后，不只表现为术语的不规范，认识层次局限于整体层次，还表现于研究方法、研究手段与现代科学技术不一致，停留在古代水平。望闻问切不敌视触叩听，更缺乏理化检查手段，缺乏实验研究，因此，引入现代科学技术研究方法才能促进中医现代化目标的实现。

在引入现代科学技术研究方法时，部分人强调引入边缘学科、新兴学科的理论和研究方法。例如，将系统论引入中医，建立中医计算机诊断模型机，用系统论、控制论、信息论解释中医理论，将子午流注思想提升为时间医学，将耳穴现象提升为全息医学，等等。

为了避免被指责为中医西医化，引入现代科学技术研究方法及相关成果时，一般直接用现代科学技术一词，较少提现代医学一词。实际上，在医学研究领域，现代医学是现代科学的最重要内容。因此，如果中医作为一门医学要发展和进步，其追赶的目标就是现代医学，最应该引入的恰好是现代医学，而不必舍近求远，去边缘学科、新兴学科中寻找共同点和同盟军。

五、中医现代化的结果是现代化的中医吗

（一）现代化与科学技术现代化

现代化概念源于社会学，描述当今发生的社会和文化变迁最常用的词就是现代化。有关现代化比较一致的定义是：正在发展中的社会追求发达工业社会的一些普遍特征，引起整个文化和社会经济的变迁。从社会学角度看，现代化过程是一种巨型文化变迁，涉及社会文化的各个方面，其中科学技术现代化只是整个社会现代化的一个方面。

社会发达的表现之一是其科学技术水平领先于发展中的社会，科学知识在其文化精神生活方面逐渐形成其支配地位，而传统的信仰、宗教迷信、风俗习惯对个人和社会的影响逐渐减小。科学技术发达有赖于正确的方法。总的看来，科学

方法是运用理性的方法，任何严密的科学技术体系都是借助于逻辑理性、数学理性和经验理性之结合而产生，即保证知识条理性的逻辑理性，保证知识精确性的数学理性和保证知识可靠性的经验理性。

科学技术现代化就是人类在好奇心和探索欲望的推动下，不断地坚持科学理性，不停留在已经取得的认识层面，而是不断运用理性推动人类认识的深入和扩展，达到人类对自然的认识和控制的最高水平。现代科学技术表现出不断进步的特征，科学技术发展的历史是一部不断进步和革命的历史，是旧的理论体系不断被修正和被抛弃的历史。

（二）中医引入现代科学技术研究方法面临的矛盾

根据科学技术发展的一般规律，要保持中医理论体系的性质、结构和功能不变，在逻辑上可能吗？引入现代科学技术研究方法，实现四诊和证的诊断标准化，面临两个不可化解的逻辑矛盾：

一是借助于仪器和实验室检查所获得的结果，如何与在中医理论指导下通过四诊所获取的症状及中医理论体系相融合，形成统一完整的逻辑体系问题。肾阳虚证确实有尿 17-羟含量的改变[①]，但是如何理解怕冷、性欲低、性功能不良与尿 17-羟含量的关系，标准化的理化检查结果如何有机地纳入中医理论体系之中，以及为什么肾阳虚证要检查尿 17-羟含量，都是颇令人费心思的事。因为中医医生拿到理化检查结果之后，应该用中医理论理解和解释检查结果的意义，并以此预言疾病的发展，指导疾病的治疗。但是实际上根据中医的理论无法将二者有机地统一起来。

二是引入理化检查之后，由于理化检查方法及其结果可靠性高，可重复性强，观测的层次广泛深入，此时，中医关于疾病的诊断与现代医学之间有差异将在绝大部分情况下消失殆尽。此时，中医诊断的必要性将成为问题。因为理化检查手段及其结果与现代医学、现代科学之间有着必然的逻辑关系，对疾病的发展提出预见，能够有效地指导治疗。如以尿 17-羟含量来诊断肾阳虚证，沈自尹研究的结果是肾阳虚证是下丘脑-垂体-肾上腺分泌轴的紊乱。显然，用后者表述更清楚，认识更清晰，对临床指导意义更大。此时的诊断与现代医学无异，中医的相关理论及其意义变得没有价值。可见，在诊断层面的中医现代化将得不到现代化的中医这一令人期盼的结局。

---

① 姜春华. 肾的研究. 上海：上海科学技术出版社，1981：2.

　　理论概念的实质化研究，除面临前述同样的矛盾之外，还有另外一个问题。在中医现代化的鼓吹者看来，如果能够应用现代科学技术发现证明气、阴阳、五行的实质，在人体内揭示与现代医学不同的人体的组成、结构和功能，必将大大推动中医现代化的过程。所以关于气、阴阳、五行实质研究一直是中医现代化研究的热点。最著名的是阴阳失衡与环磷苷酸关系的研究①。杨国栋认为 cAMP 和 cGMP 对人体细胞起着重要调节作用，正常情况下二者含量稳定，保持一定比例。二者比例失调与阴虚、阳虚证相关。但是谁能够肯定阴阳就是 cAMP 和 cGMP 呢？中医理论体系中的理论概念极其抽象，是古人在思维中对世界整体的一种哲学理解和解释，是人类在哲学层面对自然的抽象思辨结论，将其等同于具体的物质成分、人体结构或功能，与阴阳本有的概述世界各种对立统一现象本来意义相去甚远。因此，在人体内寻找其实质注定失败。

（三）中医引入现代科学技术（包括现代医学）的逻辑结果

　　引入近现代科学技术研究方法促进中医现代化，有可能创立从整体超出现代医学体系的另一个现代化的医学体系吗？在现代科学技术领域，西医也就是现代医学，是人类运用理性方法建立的关于健康和疾病的现代科学理论和技术体系，所以中医现代化不存在异于现代医学发展道路的另一条道路，中医现代化发展的可能结果不是现代化的中医，而是融入现代医学。即使是如愿以偿，成功引入现代科学技术方法，关于健康和疾病的研究，从总体上看，也不可能超出现代医学发展水平。

　　对于提出通过中医现代化推动医学科学革命，甚至是推动现代科学革命，作者认为只是一厢情愿。科学革命是对科学技术发展形式的描述，表明特定时代的科学技术水平取得巨大进步，对世界的认识和控制发生根本性的转变。一般而言，科学革命必须经历较长时间的积累，当原有理论不能够解释经验现象，出现众多反例时才会发生。近代科学革命孕育于古代科学基础之上，现代科学革命孕育于近代科学基础之上，将来发生的医学科学技术革命，其基础是现代医学和现代科学技术。人类认识发展的阶段性，决定我们不可能从整体上直接借助古代理论推动现代科学技术革命。有必要指出，作者不排除古人的具体智慧有可能对现代科学技术的发展有启发，但绝不能够夸大其影响②。

① 上海中医学院. 中医年鉴. 北京：人民卫生出版社，1984：84.
② 严金海. 中医现代化能够走多远. 医学与哲学. 1999，（7）：50-53.

第八章　中医形象思维

从发生学角度看，医学知识和技术的出现，是为了解决人与自然的矛盾。人从孕育、出生到衰老、死亡的过程之中，总是会生病，有时疾病或意外甚至危害一个人走完其自然的一生，使个体不能完成传承其独特 DNA 的生物目标。人生中出现的疾病问题，从进化论角度看，是自然选择的一部分；但从个体和群体角度看，则是必须克服的人生障碍之一。

自然虽然为人生设置了障碍，但也进化出多种有利于生存的工具，如情感、意志和理性。在自我热爱的情感推动下，在自我控制的意志努力下，理性发挥其认识和改造自然的效能，创造出医学。医学是人类认识和控制人类健康和疾病相关的知识和技术体系。

从认识角度看，医学需要解决的问题包括两大类：一是对象的结构，包括内部和外部结构。这是为了确定客观对象的空间关系及其变化，一定涉及客观世界的形状与外貌。二是对象的关系，包括内部和外部。这是为了确定客观对象的时间关系，即对象随时间推移发生的变化，怎样成为现在的样子，又将发展成为什么样子。在人们言说客观世界时，最常见的形式是概念，如身体、心脏、血液、细菌、红肿、疼痛、炎症等；但是一定不能脱离客观对象的形状，如人的高矮胖瘦、DNA 双螺旋结构模型、健壮与病态。从这个意义上讲，认识事物的形象，需要形象思维，形象思维始终是医学理论建构与运用的基本思维方式之一。

第一节　形象思维概述

自人类认识自然世界开始，除了得出关于认识自然的结论之外，还关注认识自然世界的过程与方法，即关注人类思维形式的问题。随着人类近现代科学和技术的飞速发展，相应的过程与方法研究也随之进步，人类对世界的认识也有了飞跃。此时，运用现代知识去反思人类祖先是如何创造出早期的知识和技术，包括医学知识技术，并以此去比较不同时代知识技术的特点，揭示人类认识进步的历程，甚至发掘出古人独有的思维形式与视角，这对促进人类整体的文化进步具有重要意义。

一、思维

人类具有感觉能力，能够感知周围世界和自身的存在。人类还具有思维能力，即人的大脑在感知和经验的基础上，能够把握现实事物的内在结构、现实事物之间的关系，形成间接的、概括的结论。思维可以是内在的或外显的动作和言语，其结果是用言语形象所表达的观念。思维所表现的是人的特定理性能力，即对客观世界的结构、关系及其变化进行心理加工，用言语、文字符号等方式，揭示事物的内在关联性和本质特征。思维的结果，即文字符号，通过世代累积的方式，在代际间传承，形成人类特有的文化现象。

（一）人类思维的特点

1. 间接性

思维的间接性是指通过某种事物媒介实现对事物内在本质与规律的认识。医生诊断疾病，所直接感知的是患者的各种症状体征，但却能认识患者所患疾病的原因、性质、部位、程度，得出相关的诊断结论。间接性体现在两方面：一是以现在为根据，间接认识过去与未来，在思想中掌握事物发展变化的过程。症状表现是此时此刻的表现，但医生可以知道患者如何患病，能预测疾病将如何发展。二是以感觉经验为根据，间接认识感觉经验无法直接感知的内外结构与关系。例如，医生尽量避免接触过多的 X 射线照射，是因为医生在思维中能够确定 X 射线照射对人类染色体和基因结构产生的不利影响。

2. 概括性

概括性是指通过比较不同事物之间的差别性，发现同类事物的共同性，概括出关于某类事物共同特征的认识。例如，医学上有药物一词，就是对那些具有治疗作用的多种物质种类的概括。思维的概括性使人的认识摆脱了具体事物的局限性和对具体事物的直接依赖性，并在思维的概括活动中形成符号、概念、命题。概括的结果是，人类可以用符号、概念和命题的方式，将整个客观世界浓缩到大脑之中或书本之上，扩大了人类的认识范围和深度，突破了其他动物只能进行面对面交流的限制。

3. 超越性

思维的间接性和概括性特性决定了其超越性特征，超越性表现在以下两方面。

一是思维超越感性认识的界限。在中医创立时期，人们还没有原子的概念，也不能直接看见人体的微小组成成分，但是创造"气"的概念，以描述事物的最微小组成。"气"一词虽然与日常生活经验相关，但超越了直观感觉经验。在中医理论中，还将那些维护身体健康的因素称为正气，危害身体健康的因素称为邪气。实际上，无论是正气还是邪气，在没有仪器设备之前，人类感觉无法直接感知。

二是思维超越现实的存在状态，创造出多种可能的现实存在。思维不仅能够把握现存事物的本质属性与规律，而且还可以主动创造出在现实中不存在但却是一种可能的存在。在现实世界有老虎、狮子，在自然谱系上都属于猫科动物，且是近亲，于是人工让其交配，创造出狮虎兽或虎狮兽。从青霉菌中提取的天然青霉素可以治疗细菌性感染；基于化学结构及其改变的知识，对青霉素进行结构性改造，制造出效果更强的半合成青霉素。这些人造物被制造出来之前，只是一种可能。人类利用思维及其指导下的有效行动，将可能变为现实。

（二）思维的分类

关于思维分类的标准很多，如根据表达的形式，可以分通讯思维和无声思维；根据任务和目的，可以分再造性思维和创造性思维。以下是根据思维的凭借物的差别，将思维分为三种形式。

1. 动作思维

动作思维亦称直观动作思维，其思维以实际动作为凭借物，思维过程与动作具有一致性。一般认为，两岁前的婴儿尚未掌握语言，实际是通过动作、操作来认识物体属性。动作与思维具有关联性，此时称为动作思维。基本特点是思维与动作不可分，离开了动作就不能思维。成人如运动员，在进行复杂的身体动作训练和实际操作时，想象动作过程的思维过程，有助于其训练和能力的发挥，也是动作思维的表现形式。

2. 形象思维

形象思维是指以直观形象和表象为凭借物的思维过程。在关于思维的表述中，一般将形象思维与艺术活动相连接，形象思维被认为属于艺术家的主要思维方式。

艺术创作被认为是以形象材料为基础，通过对形象材料进行加工、组合、改变、创造，形成艺术品的过程。形象思维还被认为是学龄前儿童的主要是思维方式，儿童从事的游戏活动，是其在感性层面对成人行为的模仿。

3. 词的思维

词的思维又称逻辑思维、推理思维，是运用抽象概念进行判断、推理，得出命题和规律的思维方式。逻辑思维的载体是语言，词语负载着思维过程，词将思维中概括出来的事物的共同特征和本质规定性确定下来。词是标志一般和共同内容的载体，如果离开词语，概括是不可能出现的。科学知识是思维概括的最佳例证。逻辑思维的本质特征在于其以词为中介对现实世界进行反映与表达。

虽然从理论上可以将思维分为三种类型，但实际上词的思维经常可能与必要的形象、动作材料相伴随并起支撑作用。如要理解心跳的概念，对心脏内部结构及其运动过程、相互关系的形象与动作，不可能截然分开。一般而言，将思维进行分类只是方便理解思维的过程。在实际的思维过程中，在具体的大脑活动中，三种思维之间存在相互联系与影响。

二、形象思维元素与特征

形象思维是在感性经验的基础上，受主观认识和情感等因素的影响，包括审美判断和科学判断等，对对象形象信息进行识别、传递、保存、加工和改造，创造和描述形象（包括艺术形象和科学形象）的一种思维过程。其结果表现为人类思维表达的相应形式，如文学形象、科学词汇、绘画线条与图形、色彩、音或音乐与节奏旋律等。简单地说，形象思维是依靠形象材料的意识领会得到理解的思维过程及其结果。从信息加工角度说，可以理解为主体运用表象、想象等形式，对研究对象的有关形象信息，以及贮存在大脑里的形象信息进行分析、比较、整合、转化等，从而从形象上认识和把握研究对象的本质和规律。

（一）形象思维的元素

1. 表象

表象是客观对象不在主体面前呈现时，在观念中所保持的客观对象的形象和客体形象在观念中复现的过程。

表象在知觉基础上产生，表象内容的构成源于过去知觉的内容。但与知觉相比，表象能够反映一类对象的共同特征，如两点加一条弧线，两端向上翘构成笑脸，两端向下翘构成哭脸，就属于关于人类表情的表象。表象具有逻辑性思维的间接性、概括性和超越性外，还具有直观性的特征。

2. 想象

想象是大脑对已有表象进行加工改造而形成新形象的过程，是思维活动的一种特殊形式。人类思维的奇妙之处，就在于能够通过主观活动创造出自然界本不存在的内容。如艺术创作的孙悟空、科学创造的原子结构图模型、技术创造的人造卫星等。想象创造的新形象，其内容往往出现在现实之前，或者是现实中不可能出现的东西。因此，想象在一定程度上是超越现实的，但其想象的材料源于现实，其结果是可能的现实之一。完全凭空的想象称为幻想、空想，虽然也属于想象的范畴，但因缺乏现实基础和应用价值，人们一般不会付之于行动，或者付之于行动也不能成功。

（二）形象思维的特点

1. 形象性

形象性是指思维内容以直观形象的方式呈现，这是形象思维的最基本特点。形象思维所反映的对象是事物的形象，其形式是意象、直感、想象等形象性的观念，其表达的工具和手段是能为感官所感知的图形、图像、图式和形象性的符号。如五行思想中，关于五类特性的描述，与其对金、木、水、火、土的直观形象相关。

五行的特性如下："木曰曲直"，即木的特性是生发、条达。凡具有生长、升发、条畅、舒达等作用或性质的事物均属于木。"火曰炎上"，即火的特性是炎热、向上。凡具有温热、升腾作用或性质的事物均属于火。"土曰稼穑"，即土的特性是长养、化育。凡具有生化、养育、受纳作用或性质的事物，均属于土。"金曰从革"，即金的特性是清肃、敛降。凡具有清洁、肃降、收敛作用或性质的事物，均属于金。"水曰润下"，即水的特性是滋润、下行。凡具有寒凉滋润、向下运行作用或性质的事物，均属水。

关于五行及其分类的标准与根据，就是其典型的形象标准，思维的形象性使它具有生动性、直观性和整体性的优点。

2. 非逻辑性

非逻辑性特点是相对于逻辑思维而言。形象思维的过程及其结果，不像逻辑思维一样，思维主体在得出思维结论之后，不能完全对外陈述其内部对信息的加工过程，不能一步一步、首尾相接地、线性地解释其思维历程，所能表述的是其调用许多形象性材料，通过某种整合，形成新的形象，或由一个形象跳跃到另一个形象。形象思维对信息的加工过程不是系列加工，而是平行加工，是面性的或立体性的。因此其结果具有突然性、突破性、突发性特点，思维主体迅速从整体上把握问题的本质与规律。从这个意义上讲，形象思维是或然性或似真性的思维，思维结果的真实与可靠性有待于逻辑的证明与实践的检验。

3. 概括性

形象思维对事物的认识，虽然以直观的形象为凭借物，但其内容反映了事物的多方面特征，如外形、大小、长短、粗细、伸缩、进退、曲直、高低、上下，以及颜色、声音、气味、质感等，并关注事物随时间进程而发生的变化，从而形成关于客观对象的整体认识。

在中医学理论中，"阴阳"概念是核心概念。关于阴阳，有一个典型的形象思维的表述形式，即阴阳鱼或称太极图。该图形象地表述了阴阳二分，以及阴阳互动的复杂关系。一是将世界一分为二，但二又合为一。万物负阴而抱阳的观念一览无余。二是以鱼眼的方式，表达阴中有阳，阳中有阴的观念。三是螺旋动感的形象，充分表达出阴阳相互促动与转化的观念。

与逻辑思维相比较，形象思维对问题的把握是大体上的把握，对问题的分析是定性的或半定量的。所以，形象思维通常用于问题的定性分析，逻辑思维则可以给出精确逻辑与数量关系。因此在实际的思维活动中，往往需要将逻辑思维与形象思维结合，协同使用。

4. 想象性

与逻辑思维通过概念的推理超越现实不同，形象思维是通过想象，思维主体主动运用已有的形象的组合、加工，创造出新形象，从而实现超越现实的思维目标。一般而言，形象思维并不只是停留在对已有形象的再现层面，经常是致力于追求对已有形象的加工，创造出新形象，将自然中可能的形象存在转变为现实存在。所以，想象使形象思维具有明显的创造性特点。

从想象的类型看，有不随意想象和随意想象两类。不随意想象又称无意想象，是大脑在没有明确注意对象和任务、没有主观预设的情况下，不由自主地产生的想象。常见的形式包括白日梦、梦境和幻觉等，浮想联翩就是指无意想象。

随意想象是主体有主观意图，按照一定思维目的、自觉地进行想象的思维过程。根据想象创新的程度和形成过程，想象分为再造想象和创造想象。再造想象是根据词语的描述或图形的示意，在头脑中形成与之相符或相仿的新形象的过程。文学作品对场景的描述就是诱发出读者的再造想象，工程技术中的放大样也是再造想象的过程。一般而言，再造想象的形成需要有相关的表象和词语组织。词语在较复杂的再造想象中起支配作用。创造想象是不依据现成的描述，独立地创造新形象的思维过程，其结果具有创造性和新颖性特点。艺术家的作品、工程师的设计，往往是创造想象的结果。

（三）形象思维与逻辑思维的关系

按照一般的理解，形象思维与逻辑思维是两种基本但又不同的思维形态，并将它们分别划归为人类不同活动领域的思维形式。"科学家用概念来思考，而艺术家则用形象来思考"似乎是共识。《辞海》对形象思维的定义是：形象思维又称艺术思维。它是文艺创作者从观察生活，吸取创作材料到塑造艺术形象这个整个创造过程中所进行的主要思维活动和思维方式。对形象思维的研究，艺术家与艺术哲学更为关注。这其实是对人类思维的误解。实际上，形象思维并不仅仅属于艺术活动，也是科学研究活动的重要思维形式，是科学家进行科学发现和创造的重要途径。例如，物理学中所有的形象模型如磁力线、原子结构模型，生物学中的细胞与细胞膜结构、DNA 双螺旋结构，等等，都是逻辑思维和形象思维结合的产物。

形象思维与逻辑思维的关系表现在两方面。一是逻辑思维依赖于形象思维。首先，逻辑思维的要素——概念，要借助于形象思维的要素——表象、想象来形成。例如，阴阳鱼图形能够促进理解阴阳二分及其相互关系的概念。其次，逻辑思维的操作，要借助于形象思维的操作手段发挥作用。最后，科学发展的事实也证明形象思维对逻辑思维有重要作用。二是形象思维离不开逻辑思维。首先，形象思维的形象表达，往往要借助于概念及其关系。其次，形象思维过程不是天马行空，也必须顾及形象及其变化、转换、创造过程中的关联性、一致性、可理解性问题。

总之，实际的思维过程基于形象思维和逻辑思维的相互协同而展开。在理解时将两种思维相对立，只是便于理解思维的简便方式，并不等同于真实的思维过程就是如此。脱离形象思维的逻辑思维，或者是脱离逻辑思维的形象思维，都是不存在的。

第二节　中医形象思维源流

自人类探索自然世界和自身开始，就开始在哲学思辨层面反思人类认识的过程与方法。因受制于知识发展需要积累，早期创造知识的方法，与今天创造知识的方法，在形象思维与逻辑思维两者之间，主次方面有某种程度上区别，形象思维是人类历史早期创建知识与理论的主导思维形式。

在有案可查的我国早期历史文献记载中，形象思维特别发达，并影响中国文化的方方面面，也影响中医理论体系的结构与思维方式。

一、《易经》的形象思维思想

《易经》是儒家经典之一，也为道家、术士所重。《易经》分经、传两部分，经由六十四卦、三百八十四爻及卦辞、爻辞组成；卦由八卦而来，八卦皆由三条或断或连的爻构成。爻的组合构成卦，卦卦重叠，象征着现实世界各种可能的情景。从这个意义讲，《易经》是形象思维的代表。《易经·系辞下》描述卦的起源是："古者包牺氏王天下也，仰则观象于天，俯则观法于地，观鸟兽之文，与地之宜，近取诸身，远取诸物，于是作八卦，以通神明之德，以类万物之情。"可见，卦象具有高度的抽象性和概括性，触类旁通，以显明自然世界的幽深之理。

《易经》确定的认识自然规律的方法是"观物取象"，包括"观"与"取"两个方面。所谓"观物"是指对观察、体察自然事物，"取象"是最终以形象、代表性的比如卦象等文字符号，概括出自然事物的共同特征和规律性。

《易经·系辞传》说："易者，象也。象也者，像也。""夫象，圣人有以见天下之赜，而拟诸其形容，象其物宜，是故谓之象。""见乃谓之象。"《易经》中的"象"字有三重涵义：一指事物可以感知的现象，包括肉眼可以看见的物象和肉眼无法看见但可以感知的物象；二指摹拟的象征性符号，如卦象、爻象；三指取象、象征，为动词意。"意"是"象"所象征的事物蕴涵的特性和规律。《易传·系辞传》说："立象以尽意，设卦以尽情伪。"《庄子·天道》说："意之所随者，不可以言传。"所谓"意象"就是经过人为抽象、体悟而提炼出来的带有感性形象的概念或意义符号。就"象"与"意"的关系而言，意为象之本，象为意之用；象从意，意主象。意象思维的含义在于：一方面它通过形象性的概念与符号去理解对象世界的抽象意义，另一方面它又通过带有直观性的类比推理形式去把握和认识对象世界的联系。

二、《内经》的形象思维方法

传统哲学的意象思维渗透到中医理论的创立与发展过程，在中医的经典著作《内经》中奠定中医形象思维的基本框架，并成为中医主要的思维方式之一。

认真分析《内经》确定的中医理论体系，可以发现，中医在构建其理论框架的过程中，广泛地运用了形象思维。其认知方法可分为以下三类。

（一）援物比类

援物比类又称比类取象法，是中医应用最广的一种形象思维认知方法。《素问·示从容论》说："援物比类，化之冥冥。"所以，中医又常把这种方法称为援物比类法或比照类推法。

此方法是根据被研究对象与已知对象在某些方面的相似或类同，从而认为它们在其他方面也可能相似或类同，由此推导出被研究对象的其他性状。有必要指出，由甲事推论到乙事的依据，是其形象的相同或相似。如《素问·八正神明论》说："天温日明，则人血淖液而卫气浮，故血易泻，气易行；天寒日阴，则人血凝泣而卫气沉。"其意思是：气候温和，日色晴明，则人的血液流行滑润，卫气浮于表，血容易流通，气容易行；气候寒冷，天色阴霾，则人的血行滞涩不畅，卫气沉于里。这是古代医家在分别认识人与自然的相应经验基础上，将温度、阳光对水的影响推及温度、阳光对人气血及运行的影响，类比得出的认识结果。又如自然情况下，树叶或树枝之所以会摆动，是由于风吹动的缘故，风大猛烈更会将整棵树推倒。由此推之，人体出现不自主的震颤、摇动，甚至突然倒仆，半身不遂等亦被类比为是由风所致，其病以风名之，致病因素称之为风邪。随着经验的多样化，风又有内外之分。《灵枢·逆顺》说："兵法曰：无迎逢逢之气，无击堂堂之阵。刺法曰：无刺熇熇之热，无刺漉漉之汗。"这是将战争与治病用针相类比与类推，也是将医学活动与人类其他活动进行形象类比的过程。在治法上，有"釜底抽薪""增水行舟"等典型生活形象的类比描述。

取类比象方法对于建立中医理论起着十分关键的作用，因为当时的技术水平限制着人类感性认识深度与广度。但该法也存在着局限性，不属于可靠的推理方式，其结论难以避免或然性。因为事物之间存在着同一性与差异性，同一性提供了比照类推的逻辑依据，差异性则往往会得出错误的比照类推结论。相似的两个对象之间总是有一定差异，如果要推导的内容正好是它们差异之处，那么结论就是错误的。

（二）司外揣内

司外揣内法又称作以表知里法，是指通过观察事物外在特征与表现，结合整个认识事物的概念框架，以分析推测其内在结构与变化的一种思维方法。对于人类的认识而言，感官所感知的只是事物的外部现象，事物的外部现象一般由内部结构及其变化所影响与控制，内外之间存在着密切联系，即"有诸内，必形诸外"。

这是中医认识论的重要假定及其指导下的认识方法。疾病的症状只是外部表现，人体内的疾病变化，如何才能进行认识，思维又如何把握呢？"有诸内，必形诸外"的哲学预设认定，身体内部的状态及其变化，一定会通过某种方式，在人体感官可以直接感知的外部层面表现出来。因此，通过观察外部表象，可认识内在的变化。这一具有方法论性质的方法，是经验的总结。

问题在于，揣内时必须形成关于内部结构及其变化的概念。此时，古人的路径有两条。一是借用关于内在的直观经验。如中医有心、肝、脾、肺、肾的概念，与古人对人和动物的内部结构的一定经验相关。二是借用其他事物的形象，通过形象思维，把握事物的内在结构、性质、特征及其变化。中医关于人体内脏器官的结构与功能的理论，称为脏象学说。该理论主要就是以此为方法来揣测、分析、判断而形成。脏者藏也，即是藏于体内的器官；象就是脏腑表现于外的生理、病理现象。脏象学说假定，借助对外在生理病理现象的观察分析，可以揣测判断内在脏腑的性质与功能状态。中医的诊断方法主要是望、闻、问、切，即通过对脉象、舌象、面色、患者主观感受等外在征象和症状的观察分析，认识内脏功能的正常与变化，并由此做出诊断，决定治疗。如据脉象的快慢、肤色的明暗、舌色的亮淡、感觉的热冷，推测判断体内是热还是寒。

在现代系统论思想的启发下，司外揣内的方法经常与黑箱方法相比。但必须留意二者的本质不同。现代"黑箱"方法有其严格的数学依据，并需进行严格受控制的实验，通过对输入信息和输出信息之间关系的对比研究，可得出该对象内部的联系及其变化规律。现代黑箱方法在有需要的情况下，还将变为白箱。可是在中医理论建立及其后的长期应用过程中，受观念与技术双重限制，并不是真正意义上的"黑箱"方法，更不能等同于"黑箱"方法。

（三）揆度奇恒

揆度奇恒又称以常知变法。《素问·玉版论要》说："揆度者，度病之浅深也；奇恒者，言奇病也。""揆度奇恒，道在于一。"揆度就是揣度、测度之意。奇恒，是以一般情况，即恒，与特殊情况，即奇，作比较，找出二者的不同之处，确认异常之所在。以常知变，实属人类理性中比较法之最常见形式。

但是，揆度奇恒的方法必须与取象思维方式相结合，才能发挥其作用。关于一般情况，即恒，实际是其外部之象之常，所谓的特殊情况，即奇，实际是其外部之象之变。揆度奇恒就是对比法，通过比较考察两种或两种以上现象之间的相同与不同，发现问题。

对比方法，是人类认识客观世界的最基本方法。自《黄帝内经》明确提出"揆度奇恒"方法，并与形象思维结合使用之后，其主要应用有以下几个方面。

一是与正常状态比较发现异常。如正常人是一呼一吸，脉搏跳动约五次。医生诊病时，以自己为标准与病人对比，若一呼一吸，病人脉搏跳动少于三次称"少气"，属于寒症、虚证；一呼一吸跳动七次以上为"躁"，属于热证、实证。二是正反相对比揭示生理现象或相反的病理证候。例如：淡红舌、薄白苔是正常舌象，医生诊病时以之为参照。若舌淡白苔白则为虚为寒；相反的舌红苔黄则属热；舌质苍老为实证，舌质淡嫩为虚证。通过寒热、虚实正反外象的对比，二者的鉴别要点就显得十分清楚了。三是通过两类不同事物的对比发现同一类事物的共同特征。《素问·五脏别论》说："所谓五藏者，藏精气而不泻也……六腑者，传化物而不藏。"此是将人体五脏与六腑的功能相对比。五脏是以贮存人体的精气为主，如肝藏血，肺主气，肾藏精，这些脏器将精华物质贮存于内，不使其外泄而耗损。六腑则是以受纳消化饮食物并传送为主要功能，当受纳，消化吸收后则排空，以利下一次饮食物进入。

第三节　中医形象思维的本质与类型

自然在人类身上进化出思维能力，本是一个自然奇迹。拥有思维和较强的思维能力，就能够为其拥有者在头脑中以知识的形式，掌握自然和自身的内在规律与规定性，从而具备生存优势。但是，人类既有的经验表明，思维的过程及其结果，既是推动人类文明发展的动力，又总是随着人类文明的进步而改变。

中医形象思维属于人类农业文明时期典型的思维方式，中医理论及其指导下的医学实践活动，是同时期医学的代表。因此，分析中医形象思维的特点及其结果，对于准确认识和评价中医，以及对同时期、同类型的医学进行评价，都具有重要的意义。

一、"象""言""意"

在形成中医理论体系的过程中，"象"是一个关键因素与环节。五行元素集合的横向关联、五行内部的社会等级的纵向结构，都直接通过"象"形成。

魏朝王弼在《周易略例·明象》中指出："夫象者，出意者也。言者，明象者也。尽意莫若象，尽象莫若言。言生于象，故可寻言以观象；象生于意，故可寻象以观意。意以象尽，象以言著。故言者所以明象，得象而忘言；象者所以存意，得意而忘象。犹蹄者所以在兔，得兔而忘蹄；筌者所以在鱼，得鱼而忘筌也。"在中国传统的认识理论与思维过程中，"象""言""意"存在着联系，又有区别。"言"指语言文字，语言文字源于物象，也是表达物象的工具；"象"指事物外在形象，物象源于事物内在的本质，也是本质的外在表征；"意"则指事物的内在规定性，内在的本质与特征必须通过"象"的表现，通过观"象"并形成"言"才为人所掌握、交流、传播。可见，"象"是语言与本质的中间环节。

为了获得医学之"意"，中医理论之"言"，通过三种不同类型的"象"实现认识的目标。对于人类认识、中医理论而言，"言""象""意"如何获得与形成，是需要阐释的问题。在三者之中，"象"是"言"之根据，"言"通过"象"反映"意"。

二、中医形象思维的类型

在中医理论中，无论是五行分类的依据，还是类社会等级结构的建构，都存在一个标准的问题，即"象"的根据与来源。从中医理论形成的实际情况看，其关键因素"象"的来源有三个方面。

（一）"象"源于感性经验

1. "象"是直观经验中的印象

疾病困扰是人类最直接的痛苦经验，自然引起人类不断总结和传承与疾病表现、起因、预防、治疗、预后的相关经验。这些经验现象，是建立医学理论体系的基础与前提。如与五脏六腑理论相关联的经络理论，是中国古人对部分所谓经络敏感人的经络现象经验的总结与提升。在人群中，有部分人存在可观察的经验敏感现象，通过刺激体表特定部位，可以观察到循经传感现象，并在一定程度上影响健康与疾病的发展与转归。因此，经络的循行线路、敏感的刺激点（穴位）、关联的功能、疾病症状表现、刺激穴位治疗疾病等，自然地成为划分各种医学现象的标准与根据。

从"象"的内容看，也往往与感官经验相关，直接用各种感觉词语表达其理论概念，甚至用感觉表达理论概括。如在五行体系之中，颜色、味道、方位、季节等，都属于人类感官直观感觉印象。在生理方面，将胃称之为"水谷之海"，心为"君主之官"，肺为"华盖"等。在病理方面，将不适部位呈现游走不定的疾病，定性为"风邪"所致，因自然之风来无影去无踪。在诊断方面，以脉象为例。中医诊脉法是，医生将食指、中指、无名指之指肚，放在患者手腕桡动脉搏动处，以食指在患者手掌方向为标准，其所得结果是，食指、中指、无名指所得结果，分别代表患者上、中、下不同部位的生理、病理意义。另外，医生用力的轻重所得的结果，分别反映患者相对应的不同深浅部位的情况。在药物方面，认为质地轻的药物适合于治疗人体上部的疾病，质地重的药物适合于治疗人体下部的疾病。在治疗理论方面，金元四大家之一的张从正主张的汗、吐、下三法，也反映其直观经验性。被认为属于体表、表浅的疾病，用发汗的方法治疗；被认为是人体上部、高位的疾病，用催吐的方法治疗；被认为属于人体下部、低位的疾病，用泄下的方法的治疗。

从今天医学科学的水平看，中医根据感性经验之"象"所归类的医学经验，有一部分仍然有现实的价值与意义。如《神农本草经》所载黄连治痢疾、青蒿治疟疾等，可以被现代科学所证明。

2. 基于"象"的类比推理

在运用形象思维构建理论的过程中，将感性经验之象进行类比推理是重要的方法。在五行理论中，木、脾脏属于一类。"凡脾脏象土。""土曰稼穑。""脾者，土也，敦而福；敦者，厚也，万物众色不同，故名曰得福者广。万物悬根住茎，其叶在颠。蚰蛩蠕动，蛭蟜喘息，皆蒙土恩。"在认识和理解脾脏功能与作用时，土的形象及其推论，是重要的形象逻辑通道。二者为同类，故不仅其形象相似或一致，其功能、作用也相似。脾脏的功能与土的"稼穑"特征相像。土能生长各种植物，并间接滋养各种动物，是人之生活品的出处。植物动物，品种繁多，但都依赖于土的作用，依赖于土之"敦"。"敦"是土的形象特征，是人对土的直观映像。将这一印象类比推理到人体结构与功能方面，成为理解人体消化功能的有效方式。在理论建构时，将人体内的这一类功能全部以"脾"命名与概括，形成"脾为后天之本"的命题。

　　"敦"或"稼穑"是人对土地的主观映象，且是从人类利益与利用的角度看待而形成的主观映像，与水曰润下等命题的含义相同，是融合了观察者的感受、经验、体验与欲望等心理因素的主观感性经验。这种感性经验，通过形象思维成为理解事物本质的概念，并规范其后的实践活动。"凡用药皆随土地所宜。江南岭表，其地暑湿，其人肌理薄脆，腠理开疏，用药轻省；关中河北，土地刚燥，其人肌理坚脆，腠理闭塞，用药重覆。""暑湿""刚燥"显然是对不同地域气候特点的直观经验，但观察结果获得了本质与规律的地位，是"其人肌理薄脆，腠理开疏"和"其人肌理坚脆，腠理闭塞"的决定因素，并进而决定了用药的原则性差别。

（二）"象"源于思辨

1. "象"是抽象的结果

　　按照今天人类认识水平对五行观念进行定性时，其无歧义的结论是"五行是一种基于当时认识水平的哲学思想"。实际上，在中医理论中，有三个基本且重要的哲学范畴，即气的思想、阴阳的思想、五行的思想。

　　对于人类而言，从总体上对所面临的纷繁复杂的事物进行抽象概括，以便理解自然事物、自然变化、自然事物之间的联系与相互作用，是基本且重要的心理功能。在不同文化背景下，人类创造出多种不同的哲学思想，表达对自然世界的理解，并用于解释自然世界的发展变化方向与规律，指导人类的生活。

　　对自然事物的哲学概括，既离不开人类的生活经验，又高于人类的生活经验。在中医理论形成的过程中，这一特点充分地表现出来。中药中有人参，按照中医理论，人参具有补气的作用。可是，如果根据比类取象原则，不能直接将人参的外形与其被服用后对人体的影响相连接。而经验却证明，人参能在一定程度上影响人体的机能。此时，"气"的哲学抽象就发挥了关键性的观念解释与连接作用。万物都由气构成，人也不例外。人体的活动会消耗其气，消耗过多就不足、虚，于是可以用与人体有相同组成成分的人参，来补充人体不足的气。此时，直接、直观的"象"并不存在，但是，基于理解、解释、指导的"想象"开始发挥作用，主导思维过程与结果。

例如，在中医的五行分类中，为什么是"五"，不是"四"或"六"。除了能够借助于人体有五脏的直观经验外，中国古人选择"五"、古希腊人和印度人选择"四"，都只是对世界的多种可能性的一种肯定性选择，同时放弃了其他的可能选择。当"五""五行"被确定为恰当的观念，并形成共同的文化之后，其余所该做的事情就是填空。

认真地分析五行每一类中各元素的特性时，可以发现，有些元素之间，不存在直接的"象"的关联性、相似性、一致性。此时，按照五行哲学思想，通过思辨的方式，将相关的事物现象一分为五，形成一个符合该哲学思想的概念体系，以保持理论的清晰和一致性，就属于确保思想观念有形式美感需要的思辨结果。至于与理论不相符的经验，可以加以修改，以符合经验。如中医理论中关于人体内脏有五脏六腑、十二经脉、四气五味、气血精液等学说。在这些理论中，六腑、十二经脉、四气、四季等，就不能完美地归类进入五行框架。此时，经验、"象"等形象思维内容，会通过哲学思辨，通过"想象"的方式，被纳入理论体系。

2. 思辨之"象"是对医学研究对象特定功能的概括表达

形象属于感性认识，是外界事物作用于人的感觉器官在头脑中形成的感觉、知觉和表象，具有生动性、具体性和直接性特点。概念属于逻辑思维，是对外界事物本质属性的把握而形成的重要思维元素。在中医理论中，为了从理论层面阐述感官不能直接把握的事物内部结构、运动变化规律，必须创立概念与概念体系，以反映所谓的本质属性。

中医理论体系中基于哲学思辨之"象"创造的概念及其形成的概念体系，在当时实证科学不发达的时代，实际上是对特定对象，在人类感觉器官直接感知的层面上，对对象特定功能的概括。"夫采药不知时节，不知阴干暴干，虽有药名，终无药实。故不依时采取，与朽木不殊，虚费人功，卒无裨益。""药实"是指药物的具体治疗作用、功效，"药名"是指有此效果的具体药物种类。人类思维的基本特征与要求是名实相符。在现代科学中，名实是否相符，需要通过严密的逻辑思维和严格的实验验证。在古代，则是将感官经验与思辨推理相结合，基于合理的想象，创造出相应具有"象"的特征的概念，以表达感官经验背后的本质特征与规律。如关于中药茵陈蒿，行业有一句谚语"三月茵陈四月蒿，五月六月当柴烧"。茵陈蒿这味药应该 3～4 月收割才有药用价值，不然只能做柴。按照现代药学的观点，谚语描述的差别，应该是茵陈蒿这种植物在不同时间段，其内部的某些特定的化合物的含量有差别。所以有效无效应该用特定化学成分差异的概念表达。但是由于古人认识范围与深度的限制，茵陈蒿这一植物是否属于药物则由采摘的时间与加工方式所决定。这只是对茵陈蒿药用效果的概括，逻辑思维的深度与今天的药学存在着差异。现代药物学用茵陈蒿所含内部化学成分多少及其精确的化学结构，解释其效果；中医则只是将这一直观经验，用茵陈蒿采摘的时间、加工因素表述。

中医理论中基于经验的或基于思辨的概念，只是反映所关注对象特定层面功能的这一特征，导致中医理论中的概念存在着外延不确定与模糊的问题。"凡药皆须采之有时，阴干暴干，则由气力；若不依时采之，则与凡草不别，徒弃功用，终无益也。"与上段文字相应，可知药名定夺与否，缘于是否有效，只是对功能的描述。这一现象，绝非中药理论中独有。如关于人体的脏腑结构，如三焦、命门等概念，缺乏相应的解剖结构对应。其产生的根源就是因存在某种需要描述的人体功能现象，于是创造出一个特定的基于形象思维的概念表述该功能。但由于是形象类比推理或哲学思辨的结果，走向实证时，不免被证明不准确、有错误。

（三）"象"源于神秘因素

1. "象"的产生具有神秘性

在中医的形象思维形成与应用过程中，"象"还具有神秘性特征。五行与五脏、五时、五色、五香、五方、五材、五声、五星、五德，以及与六腑、十二经脉、四气、以百计数的药物、以千计数的方剂等，组合成为庞大的五行分类体系，囊括了自然世界和人类社会、人的心理世界，其间的联系，除了有通过实践建立的经验联系、通过哲学思辨建立理论联系之外，还通过神秘因素建立关联性。

人在进化中获得了一种认识外部世界与自身的能力。但是认识过程存在着随历史发展而进步的过程，其结果也随着历史发展而进步。到今天为止，代表着人类求真的科学和技术活动及其结果并未完结，未到尽头。但是，以今天的标准看，古人建立中医理论的形象思维内容、方法与过程，具有神秘的因素。

在五行体系中，人与自然是一体的，人的活动规律与自然规律是相应的。这实际上是"天人感应"观念的影响。如在不同季节，与健康相关的颜色、食物、方位、穴位、药物等，存在着一种硬性的分类，以表明人的生理与病理，总是受环境中特定具体因素固定的、方向明确的影响。这种联系，有些可以得到经验的说明，有些则属于先建立观念，然后纯粹依靠想象而寻找证据填空的过程。在中国文化中，五行思想不仅仅是中医理论的核心，还是社会变化交替的背景理论。朝代的更替，被认为是所灭朝代，其德行堕败，因天人感应，按五行生克规律，被新的、具备相克德行的朝代所取代。这一理论被称为五德始终。

在描述中西方早期形象思维思想时，介绍了古希腊是四元素说、中国是五行说。为何是"四"或"五"，实不能完全归结为经验，也不能得到完备的哲学证明。从不同文化起源过程中存在的数字崇拜现象，倒是能给出相对合理的线索解释其来源。

对于古人形象思维的神秘性，不能简单地以唯心主义一棍子打死。神秘的数字或其他关于客观世界的主观推论，反映了古人假设自然存在着规律的思想，还反映出人类历史早期力图通过经验和思辨能力去把握自然世界的努力。

2. "象"是类别元素内部及之间相互关联的核心环节

中医理论是基于形象思维建立的医学思维模型体系。但是，因为对实际医学对象的内在关联性并不清晰，于是如何说明对象内部的相关联因素的关联性，当经验与哲学思辨之"象"不足以说明问题时，则认为存在着神秘之"象"。只有存在着"象"，互相关联、影响、作用，在理论上才有了可能。可见，创建一个思维中存在的"象"，是建立理论体系的核心与关键环节。

关联有两类：一是五行之间的关联，二是五行分类内部的关联。五行之间的关联性即所谓的生克乘侮。木生火、火生土、土生金、金生水、水生木，在特定的情况下，可以用经验及其联想建立关联。但是，也存在着其他的、被忽略的经验。在现实生活中，水对草木的生长十分重要，但土不是更重要吗！金属表面可以凝结水珠，石头上也有，土壤中也有。为什么不是土生水呢？土壤中有金属，但是那只是土壤多，金属少的缘故，一定表明是土生金而不是相反吗？

　　现行理论中的五行之间的关联性，应该是基于数字崇拜，且在多种数字崇拜的竞争中，经长期发展形成了现行思维与文化模式。至于为什么一定是五，因历史的大部分细节已经被完全遗忘，要得到精确的证明，已经是不可能完成的任务。总之，五、五行、五行之生克乘侮，被确定为真理，被信奉与传承。

　　五行内部元素之间的关联性，同样具有神秘性。如将五味归入五行分类，问题在于，在经验层面，某些动植物的味道确实与特定的作用相关联。但在五行分类中，则将五味与五行的关联性完全固定下来，这种固定关系得不到完全的证明。五味与五行有部分经验，五行与五方、五色、五材等的相互表征、互动的关系则只能用神秘关联性解释。

第九章 结   论

严格地讲，科学一词的内涵与外延都是欧洲近现代化过程中的产物，有别于人类历史上创造的知识和技术体系。因此，中医肯定不是现代意义上的科学技术，不具有严格意义上的科学性。但在科学主义的语境中，这一论断涉及中医生存的合法性，尤其是行业的生存权利及其相关的行业利益问题，还承载国人弘扬中国传统文化的重重期许，关系民族自尊心与自豪感，关系我国广大农村和基层民众最基本、最简单的医疗服务的获取，关系相关经济与社会利益等。所以在中华民族的现代化进程中，每次关于中医科学与否的论战，都激烈而僵持，并以科学性问题的暂时让步为结局。但因为问题并未从根本上得到解决，致使科学建制与其他社会建制陷入长期冲突时，遭遇政治、经济、传统思想、文化、民族心理等力量的阻击，所以这类论战持续存在并成为中国现代化进程中的常态现象。余云岫、张功耀等，都对该问题发表独特的观点而引起社会波澜。最新的论争发生在屠呦呦因青蒿素研究获得 2015 年诺贝尔生理学或医学奖之后。

本书研究的基本结论如下。

1. 中医的历史性

将中医科学性判断置于人类知识技术，尤其是医学知识技术发展的历史背景中，通过纵向比较各历史阶段医学知识技术的特征，横向比较同一历史阶段医学知识技术的特征，以确定中医朴素经验医学的基本性质。

2. 中医非严格意义上的科学

通过概定科学概念的起源、内涵与外延，厘清科学兴起之后，其概念内涵外延的发展变化，逐渐形成四种范围不同的含义，即最狭隘的含义指近现代科学，最宽泛的含义指人类所有的知识体系，从而指明中医与近现代科学的根本性差别。所以严格来看，中医不具备严格意义的科学性。

3. 中医特指中国古代汉民族医学

概定中医概念的特定内涵与外延。中医特指中国历史上基于农业文明基础创立的汉民族的朴素经验医学体系。其特定的时代、民族、文化、思维方式、技术基础等因素，决定了中医的根本性质。

4. 中医理论模型论

中医理论体系具有明显的哲学模型特征。中医理论是借用古代哲学概念为核心概念框架，组织医学经验的思想模型。类似的模型在同一时代大同小异，形成不同民族的传统医学理论体系。

5. 中医思维方式的形象性

中医构建理论模型采用的是形象思维方法。在缺乏实证思维，尤其是缺乏实证工具的背景下，古人采用了最方便的形象思维方式，构建起基于简单哲学假定的医学理论模型。

6. 中医在中国近现代进程中逐渐衰落

从整体层面看中医在全球近现代化的进程中，尤其是在外来的科学文化因素冲击下，自然发生了衰落过程。其基本过程经历了内外质疑、逐渐边缘化、被否定三个阶段。

7. 中医合法性的再确立基于非科学因素

中医在中国内地死而复生、再次获得合法性地位的过程与缘由是基于非科学因素。中医在 20 世纪 50 年代再次获得合法性地位，并不是因为其科学性得到学术界和全社会的肯定，而是基于当时的国际国内政治、经济、文化、科技发展水平、特殊情感等复杂的因素影响。这一结果属于科学建制受其他社会建制影响与制约的典型表现。

8. 发展中医的两种思路及其困境

自中医遭遇生存危机之后，出现的两条试图改造中医的路径，即中医科学化与现代化、中西医汇通与中西医结合。基本结论是，这两条路径，虽然中医在某些方面或个别领域能够取得有限的成就，但不能从整体上产生科学化或现代化的中医，或者是催生完全不同于西医的新医学体系。

9. 案例分析一：以青蒿素的发现确定中医发展的方向与结果

剖析了一个与中医相关的中国现代医学成就——青蒿素的发现，寻求中医发展的可行路径。青蒿素是我国科学家屠呦呦从中药青蒿中发现的现代新药，是一种全新抗疟疾药物。屠呦呦 2011 年获得拉斯克医学奖，2015 年获得诺贝尔生理学或医学奖。通过青蒿素是中药还是西药问题，从青蒿素的发现思路、方法、过程及其与抗疟疾药物奎宁的发现相对照，得出青蒿素是西药的结论，继而得出中医的现代发展方向只能是融入现代医学。通过分析中国 20 世纪六七十年代抗疟疾药物的研制过程，揭示中医医学文献中记载的数十种关于疟疾治疗方法药物经验的不可靠性，以及获得可靠药物与方法的必经步骤与方法。

10. 案例分析二：通过分析体制内中医的现状，得出"名义上有中医，实质上没中医"的结论

从关于中医在体制内的实际存在情况分析，得出一个结论：在我国医疗卫生体制内，名义上有中医，实际上没中医。这一判断有两层含义。第一，中医在解决人类疾病方面，实际上处于边缘地位，绝对不是与西医平起平坐的、维护公众健康的主力军。第二，以中医身份行医的所谓中医，在实际解除患者疾病痛苦的过程中，主要应用西医的知识与技术。

附录一 从青蒿素的发现看中药的发展方向

对中国医学界而言，2011 年 9 月揭晓的美国拉斯克医学奖，有着特殊的意义。其中的临床医学奖授予中国科学家、中国中医研究院 81 岁屠呦呦[①]教授。获奖理由是"因为发现青蒿素——一种用于治疗疟疾的药物，挽救了全球特别是发展中国家的数百万人的生命。"屠呦呦的领奖感言是："这是中医中药走向世界的一项荣誉。它属于科研团队中的每一个人，属于中国科学家群体。"[②]

对这段话，可以有这样三重理解：一是中国科学家能够做出顶尖的研究成果，对世界医学进步做出应有的贡献。二是表达对团队成员的尊重与承认。这不易引起分歧，三是关于"这是中医中药走向世界的一项荣誉"的表述，易引起分歧。这一表述是赞誉中医吗？是证明了中医中药的科学性，还是表明中医中药中蕴含了丰富的经验，有待发掘走向科学化道路呢？与此相关，吴阶平在由屠呦呦编著的《青蒿及青蒿素类药物》"序言（一）"中有这样的论述："至今 30 多年，青蒿素类药物已成为世界卫生组织控制全球疟疾的首选，挽救了成千上万患者的生命。这是抗疟药研究历史上的一项重大突破。由此，我既为我国从事青蒿素类药物的科研工作者的成就感到高兴，更使我深感祖国传统医药蕴涵的伟大宝库而骄傲！"[③] 作者认为吴阶平先生对中医药的理解属于后者。

一、青蒿素是西药还是中药

正是基于上述的易引起异议的反响，本书提出并试图回答一个简单问题：青蒿素是西药还是中药？这涉及药、草药、中药、西药等概念与理论的关系问题。

在《中药研究的丰碑》一文中有一个有意思的区分。"本文区分中医理论（Chinese Medical Theories，CMT）和中药（Chinese Medicines，CM），而避免使用常见的中医（Traditional Chinese Medicine，TCM）一词。因为我们认为后者可能混淆药物与理论的关系。我们可以比较清晰地讨论药物，而理论的争论还不会

---

① 本书出版前，屠呦呦已经因青蒿素研究成果获得 2015 年诺贝尔生理学或医学奖.

② Miller L. H. 等. 青蒿素：源自中草药园的发现. http://www.cell.com/LaskerAward-Chinese[2011-09-27].

③ 屠呦呦. 青蒿及青蒿素类药物. 北京：化学工业出版社，2009 序言.

在短期内得到解决。"①

　　这一区分在逻辑上并不能成立。因为如果没有中医理论，那么自然就不存在中药概念。如果不用升降浮沉、性味归经、四气五味等理论，那么青蒿就应该称为草药，或者仅仅是一种植物对应一种疾病症状的经验而已。相对应的例子的南美印第安人的宝贵经验——金鸡纳树皮能够治疗疟疾。

　　在中国医药文化概念体系中，西药未进入中国之前，与中药概念相平行的是草药、藏药、回回药等概念。其基本的关系如下：药的概念最宽泛，是指人们在日常生活经验中发现的能解决人类各种疾病痛苦的各种物质成分，如被中药典籍记载的青蒿治疗疟疾、黄连治疗痢疾等。自然界的哪些物质被人们归入药物一类，其直接来源是日常生活中对抗疾病经验的总结，如关于"神农尝百草，一日而中七十毒"的传说。但人类总是及时总结经验，将经验类推，如黄连尝起来苦，其他味道苦的物质被赋予黄连同样的作用效果。另一种间接的方式，或称为抽象思维，是将经验上升为理论。通过总结不同经验药物的味道，建立起植物的味道与药效之间关联性的理论。如中医的五味理论认为"甘味能补虚缓急，酸味能敛肺涩肠，苦味能降泄燥湿，咸味能软坚散结，辛味能发表行散"。至于为什么是五味，而不是四或六或其他的数字，又源于中国古代关于世界分类的五行哲学理论，是特定哲学或文化影响的结果。

　　值得关注的问题是，在不同民族创立的医药文化中，其关于疾病和药物的理论解释并不相同，如藏药关于药物的分类，就与中医有所区别，以四大而不是五行为基本哲学假定。

　　在现代中国关于医药的概念体系中，除了直接关乎经验的草药之外，有理论指导的药物的主要部分是中药、西药，其上位概念是药物。中药与西药的差别，不在于是否能够控制与改变疾病痛苦的经验事实，而在于对其产生经验效应的原因、过程、作用方式等理论解释部分及其差别。换言之，如何解释某一具体对人类疾病症状产生影响的物质，对人产生具体作用的思维过程与思维方式决定该物质被归类为中药、西药、藏药、蒙药等，而不是该物质本身。其中的草药是纯粹的经验，不需要解释，不依靠理论独立存在。

　　那么何为理论解释呢？在现实生活中，人类的理性本能除了总结经验外，总是会追问经验背后的原因，试图给予经验背后是什么、为什么的说明，以理解经验，并将经验纳入个人、群体和特定文化关于世界的知识体系之中，构建形成个

---

① 饶毅等. 中药的科学研究丰碑. 科学文化评论，2011，（4）：27-44.

体、群体、民族甚至全人类的自我意识的有机组成部分。

形成理论除了帮助我们将经验整合成一个一致的知识体系之外，另一个明显的优势是将单独的经验形成通过文字符号表征的经验体系，有助于经验的扩散，尤其是实现代际传承，促进知识的积累。没有形成理论的纯粹经验，尤其是没有形成诸于书面文字符号的经验，更多地依赖于发现者的存去，难以扩散与传承。

二、发现青蒿素的思路表明青蒿素是西药

青蒿是中药，青蒿素也是中国人在中国发现的，但青蒿素是一个有西医背景的医药研究人员按照西药的研制思路发现的。

青蒿入药，在中医典籍中早有记载。如成书于东汉时期的《神农本草经》就记载了青蒿及其治疗疟疾的功效。晋代葛洪所著《肘后备急方》明确记载青蒿治疗疟疾。屠呦呦的发现正是基于葛洪的记载。但是，真正让青蒿，尤其是青蒿素走向世界，发挥巨大作用与影响的却不是中医与中药的传承者，而是接受现代西医教育的屠呦呦。

屠教授出生于 1930 年，1951～1955 年就读于北京医学院（现北京大学医学部）药学系生药学专业，其后分配到中医研究院工作。她仅有大学本科学历。

强调教育背景，是想说明，在看到记载青蒿治疗疟疾的文献时，或者青蒿通过是否对疟疾有治疗效果的验证时，或者进一步在实验室中发现青蒿对疟原虫有抑制效果时，一个接受中医训练的医生，根据中医药理论的指导，会认为为什么有效的问题已经非常清晰明确，那就是青蒿入肝胆经、味辛、性寒，疟疾属于半表半里的疾病，在中医理论中属肝胆经的疾病，其疾病属于湿热之邪所致，青蒿的性味归经已经清楚地解释和解决了青蒿有效的问题。

一个接受西医知识教育与训练的研究者，则会认为为什么有效的问题完全未解决，认为中医药理论仅是一种解释，是哲学思辨理论，属于人类在近现代科学技术出现之前的思维模式。其不同的思维框架是：会追问是青蒿中含有的哪种或哪几种化学成分起作用，该成分的化学结构、分子式、恰当的提取方式、可否改进，以及起作用的过程、方式、位点等一系列问题。正是这一系列问题推动了青蒿素的发现。

三、青蒿素的发现过程与方法表明青蒿素是西药

拉斯克医学奖、诺贝尔生理学或医学奖授予屠呦呦的理由之一，就是屠呦呦

领导的研究小组将青蒿素第一个带到 523 项目。523 项目是中国 20 世纪 60 年代为数不多的、因军事需要而得以存在的大型研究项目之一——抗疟疾药物研究。在越南战争期间，因疟疾导致越共军队减员而求助于中国，于 1967 年催生了由中国军队的卫生部门组织和领导的寻找抗疟药物的 523 项目。

　　根据已有的文献资料，在屠呦呦将青蒿纳入研究视野之前，523 项目组已经较深入地研究了常山和鹰爪草两种植物所含化学成分的抗疟疾作用。常山治疗疟疾在《神农本草经》中有记载。张昌绍等于 20 世纪 40 年代曾对常山有开创性的研究。他和同事于 1943 年报道用常山的粗提物治疗疟疾病人，1945 年报道常山所含三种生物碱在鸡的疟疾模型上有作用，1946 报道常山碱 B 在鸡疟模型的抗疟作用，1948 年报道常山提取的常山碱 G、常山碱 B、常山次碱和喹唑啉具有抗疟作用，1947 年和 1948 年确定所有这些生物碱的分子式。523 项目再次考虑和研究了常山，但遇到同样问题：虽然抗疟作用强，呕吐的副作用也很强，未能克服而不能推广应用[①]。鹰爪草则因产量过低无法大量提取等因素而陷于停顿。但是，研究常山的思路和方法，基本也是研究青蒿和青蒿素的方法。

　　1969 年 1 月 21 日，在 523 项目组有关人员的要求下，中国中医研究院指派屠呦呦和其他同事一道加入 523 项目，并成为本单位在该项目中的负责人。进入523 项目组后，屠呦呦的基本研究思路如下。

（一）收集并验证文献经验

　　屠呦呦首先所做的工作是检视已经收集的中医典籍中关于疟疾治疗的各种经验方的《抗疟单验方集》，其中包含了 640 多种草药，其中就包含了青蒿。关于青蒿入药，最早见于马王堆三号汉墓的帛书《五十二病方》，其后的《神农本草经》《肘后备急方》《本草纲目》等中药典籍，都有青蒿治疗疟疾的经验记载和自洽的理论解释。可是从科学的角度看，对有两千多年历史的文献记载、被长期反复传播的经验进行真实性验证恰好是现代医学科学技术的基本特征。

　　屠呦呦及其同事所做的工作是利用现代医学化学方法，对药物所含的化学活性成分进行提纯、分析和药效试验。不过，在第一轮的筛选和试验过程中，青蒿的提取物对疟疾的抑制率只有 68%，且效果极不稳定，有一次实验，它的抑制率只有 12%，所以青蒿并没有成为重点关注对象。为什么在实验室里青蒿的提取物

不能很有效地抑制疟疾？为什么同样的提取物却得出千差万别的结果？屠呦呦一时找不到答案，她重新翻出古代医学典籍，一本一本仔细翻查。直到1971年下半年的一天，东晋葛洪《肘后备急方·治寒热诸疟方》中的文字触发了屠呦呦的灵感："青蒿一握，以水二升渍，绞取汁，尽服之。"①绞汁使用的办法，和中药常用的煎熬法不同。这是不是为了避免青蒿的有效成分在高温下被破坏？就是这个灵感敲开了青蒿素发现之门。

这一过程反映出一个十分重要且关键的问题，即经验的不可靠性，或者称为经验的可错性。从523项目关于疟疾治疗方法研究的过程中，至少在三个层面上显现了经验的可错性：青蒿素的入药是单药还是复方，使用是煎煮还是水渍绞汁，其他关于治疗疟疾的经验方法。

今天的研究已经证明青蒿对疟疾有效，可是文献中关于青蒿的使用方法记载至少包括两类：多数记载的煎熬法和葛洪记载的水渍绞汁服法。煎熬法又分为两类：一是单一用青蒿，二是与其他药物配合使用。屠呦呦的研究表明，没必要与其他药物配合煎熬。换言之，多数文献中记载的方法不可靠，只有葛洪的记载可靠。如果将视野扩展，可以得出一个更有意思的结论：屠呦呦收集《抗疟单验方集》中的包含640余种的经验记载，绝大多数不可靠。

在523项目组中，来自广州中医药大学的李国桥教授用另一实验证明了经验的可错性。

在中医典籍中，根据脏腑经络等理论，理论上可推导出用针灸的方法治疗疟疾。针灸治疗疟疾，不仅有理论根据，而且文献记载有具体的穴位和施针方法。李国桥出身中医世家，中医科班毕业。他代表广州中医学院加入523项目后，1968年底，在云南梁河县亲自"以身试法"。他从疟疾患者身上采血注入自己的体内，主动感染了恶性疟疾。当症状出现后，李国桥先不服用氯喹，而是让同事用针灸方法治疗。坚持4天后，疾病不是减轻而是加重。李国桥这才开始服用氯喹。11天后痊愈。类似的多次试验证明了针灸治疗疟疾不可行，否定了一个有文献记载、从中医理论推论应该有效的治疗疟疾方法，结束了针灸治疗疟疾的研究②。

关于验证的态度，不能说中医没有。所谓的经验方，其中的"验"的含义是检验、验证的意思。但与现代医学的验证相比，中医的验证没有自变量、因变量、控制变量等严格的验证思想与设计，更没有严格的实验室验证过程，只是一般感

---

① 屠呦呦. 青蒿及青蒿素类药物. 北京：化学工业出版社，2009：1.

② 何涛. 揭秘青蒿素研制史. 广州日报，2011-09-29（A18）.

觉经验水平的验证。

中医与现代医学关于验证有两个根本性的区别。一是个案与系统验证的区别。个案验证是用某法解决某个个案有效，即证明这一方法的可靠性。系统验证是在经验提示某法对某个对象可能有效时，因生物多样性、因果关系的复杂性等，避免偶然因素对某法效果的影响，通过特定的抽样方法，从群体中抽取有代表性的样本进行系统的验证，以查明排除控制变量影响的自变量和因变量的确切关系。这是现代科学证明的、面临大数现象时发现规律的有效方法。二是经验验证与精细验证的区别。此处所指经验验证就是个案有效的验证，精细验证是指对系统验证确定有效的经验，在结构功能观念的指导下，确定产生效果具体的物质成分及其结构、该成分的作用过程与方式等。精细验证对推动对事物内部结构、过程和关系有准确的认识。葛洪关于青蒿治疗疟疾方法的记载属于经验验证，屠呦呦确定青蒿素是治疗疟疾的有效药物成分，并确定其化学结构、分子式、化学性质等，属于精细验证。

（二）分析的方法

屠呦呦与传统中医除了在验证方法与过程方面显著不同之外，另一重要的区别是现代科学分析方法的使用。当从葛洪的记载中获得启示后，在2009年出版的专著《青蒿及青蒿素类药物》一书中，屠呦呦这样描述其研究团队发现青蒿素的一系列实验："青蒿成株叶制成水煎浸膏，95%乙醇浸膏，挥发油无效。乙醇冷浸，控制温度低于60℃，鼠疟效价提高，温度过高则无效。乙醚回流或冷浸所得提取物，鼠疟效价显著增高且稳定。"她还特别提示：分离得到的青蒿素单体，虽经加水煮沸半小时，其抗疟药效稳定不变，"可知只是在粗提取时，当生药中某些物质共存时，温度升高才会破坏青蒿素的抗疟作用"[①]。

可见煎熬法本身不会影响青蒿素对疟原虫的抑制杀灭效果，这证明屠呦呦最初的假设并不正确。最后的真相是，煎煮青蒿治疗疟疾效果不稳定的问题源于其多种化学成分的相互影响。

这一发现对中医药临床有效性辩护者是一个棘手的问题。在反对用分析方法研究中药及其复方的主张中，中药及其复方多种成分的组合是一个经常被提及的理由，认为这个多种成分及其组合是现代科学，包括现代医学所不能研究清楚的

---

① 屠呦呦. 青蒿及青蒿素类药物. 北京：化学工业出版社，2009：34.

黑箱。但是青蒿素的研究过程及其结果是这一辩护理论必须克服的反例。

实际上，在通过仔细分析青蒿中所含的化学成分之后，已经知道在青蒿中所含的化学成分除青蒿素外还有数十种之多，如青蒿素 G、青蒿甲素、青蒿乙素、青蒿丙素、青蒿丁素、青蒿戊素、表脱氧青蒿乙素、青蒿醇、青蒿酸甲酯、青蒿酸、6，7-脱氢青蒿酸、环氧青蒿酸等[①]。如果没有多种成熟的化学分析方法，人们就无法说为什么葛洪是对的，也无法说明青蒿在用于疟疾的治疗时效果时有时无的原因。

在分析方法应用层面，还有另一个重要的分析。通过研究，屠呦呦及其同事发现，青蒿不同部位的青蒿素含量有显著区别，青蒿叶的含量最高。这确立了现代从青蒿中提取青蒿素的标准部位。这一点在传统的中药典籍中从未被提及。

（三）分类的方法

在青蒿素的发现过程中，有一个关于青蒿的种类的争论，即青蒿的正品是何种植物[②]。在浩瀚的中药典籍中，以青蒿之名入药的植物至少包括五类。

青蒿，又名香蒿，为菊科植物青蒿（*Artemisia apiacea*）的全草，主产于安徽、河南、江苏、河北、陕西、山西、山东等地。黄花蒿，又名臭蒿，苦蒿，香苦草，黄蒿。为菊科植物黄花蒿（*Artemisia annua*）的全草，以色青绿、干燥、质嫩、未开花、气味浓郁者为佳。该类植物含青蒿素。牡蒿，为菊科植物牡蒿（*Artemisia japonica*）的全草，在江苏、上海、四川等地药材市场上作"青蒿"使用。茵陈蒿，为菊科植物茵陈蒿（*Artemisia capillaris*）的全草，东北地区常作"青蒿"入药。小花蒿，菊科植物小花蒿（*Artemisia parviflora*）的全草，以青蒿收载入《滇南本草》，云南昆明亦称此为青蒿。

在以上实际以青蒿中药名使用的五种蒿草中，只有黄花蒿含青蒿素。20 世纪70 年代以前出版的中文版中药书籍中的药用"青蒿"只有一个药名，但实际上可能利用的是完全不同种类的植物。在屠呦呦发现青蒿素以后，20 世纪 70 年代以后出版的中药书籍将入药"青蒿"改为："包括青蒿（*Artemisia apiacea* Hance.）和黄花蒿（*Artemisia annua* L.），两种均可入药。"中华人民共和国卫生部编撰《中华人民共和国药典中药彩色图集》（1990 年版）时将药用"青蒿"定为："该品为菊科植物黄花蒿（*Artemisia annua* L.）的干燥地上部分"，不再提 *Artemisia apiacea*

---

① 屠呦呦. 青蒿及青蒿素类药物. 北京：化学工业出版社，2009：58.
② 屠呦呦. 青蒿及青蒿素类药物. 北京：化学工业出版社，2009：8.

Hance.。从此中药的"青蒿"变成了"黄花蒿"。

但目前除提取青蒿素在使用黄花蒿外,中药依然沿用青蒿(*Artemisia apiacea* Hance.)入药。所以关于青蒿素的名字应定为"黄花蒿素"还是"青蒿素",并涉及谁先发现的优先权问题,在当时参与 523 项目组的成员之间出现过争论[1]。

在植物学范畴里,青蒿和黄花蒿是同属菊科的两种植物,此后定名的青蒿素其实存在于黄花蒿中,青蒿中反倒没有。在传统的中医药领域,青蒿和黄花蒿却被统称为青蒿。比较肯定的事实是:屠呦呦带领的小组首先提取"青蒿素Ⅱ"晶体,并将其命名为青蒿素,时间最早;但云南省药物研究所随后改进了提取方法,采用"溶剂汽油法"大幅提高了提取效率,并且确定了优质黄花蒿产地。523 项目后续进行的动物药理毒性试验和临床试验研究,包括现代提取制取青蒿素,用的其实都是"黄花蒿"。青蒿素命名的"青黄之争",成了一场纠缠不清的"文字官司"。直到 1978 年,523 项目科研成果鉴定会上,按中药用药习惯,将中药青蒿抗疟成分定名为青蒿素。但争议并未止歇,以至于 2000 年出版的《中国药典》中还为此做了修正:将中药青蒿原植物只保留黄花蒿一种。更多的发现还包括,只有该植物的叶含有青蒿素,茎部根部都不含青蒿素。这在中药典籍中没有记载。

现实的青蒿素发现与改进的历史事实也证明,依据现代科学技术的研究过程与方法,在不断地追问与验证过程中,最终将经验转变为可靠的、能够实现百分百控制的现代西药——青蒿素,推动青蒿素走向世界。

(四)一个旁证:青蒿素与西药奎宁的发现过程的比较

在有效控制疟疾的战斗中,首先被现代科学确认的有效化学药物是奎宁。奎宁是西药是绝对不会引发争论的问题。奎宁的发现源于一种有效的经验,即金鸡纳树皮可以用于治疗疟疾。其相对可靠的记载是,约在 1639 年,西班牙驻秘鲁总督的夫人钱昶(Chinchón)伯爵患上一种发热病,秘鲁的印第安人送来一种由常绿树树皮磨成的粉末,她服用后奇迹般地康复了,伯爵夫人便将这种树皮引入欧洲;18 世纪,为纪念伯爵夫人,瑞典博物学家林奈(C. Linné,1707~1778 年)以她的名字正式命名这种树,即金鸡纳树。

疟疾严重危害人类,所以科学家们开始致力于解开金鸡纳树治疗疟疾的秘密。1820 年,法国化学家佩尔蒂埃(P. Pelletier)和卡旺图(J. Caventou)合作,

---

[1] 刘丽琪等."青蒿素之母"屠呦呦:争议中的获奖者,http://www.qqwwr.com/staticpages/20111008/qqwwr4e8f95cb-1145986.shtml[2011-09-30].

从金鸡纳树皮中分离出抗疟成分奎宁，但当时并不知道这种物质的化学结构。1907年，德国化学家P·拉比推导出奎宁的化学结构式；1945年，美国化学家伍德沃德（R. B. Woodward，1917～1979年）和其学生威廉姆·冯·多恩合作，首次人工合成了奎宁，虽然他们的合成方法因价格昂贵而无法实现工业化。

回顾奎宁的发现过程，与青蒿素的发现过程具有高度的一致性。另外相同的是战争促进了抗疟疾药物的研制。

20世纪初，绝大多数奎宁来源于印度尼西亚种植的金鸡纳树。在第一次世界大战中，德国的奎宁供应链被切断，从而被迫开始研制奎宁的替代物。1934年，德国拜耳制药公司的汉斯·安德柴克博士研制出一个结构简化但药效依然很好的奎宁替代物——氯喹。之后，氯喹药物成为抗击疟疾的特效药。

第二次世界大战期间，印度尼西亚被日本人控制，加之得不到德国生产的氯喹，在北非和南太平洋岛屿上作战的美国战士受到疟疾的沉重打击。当美国人从被俘获的印尼士兵身上搜到抗疟疾的白色药片后，美国科学家因此合成出氯喹。

与人工合成氯喹相呼应，2012年7月4日《新民晚报》报道："今天上午，记者从上海交通大学举行的发布会上获悉，张万斌教授领衔的科研团队研发出常规化学合成方法，实现了青蒿素高效人工合成，将可使青蒿素大规模工业化生产成为现实。"由此可以得出一个结论：科技进步的历史惊人的相似。

四、结语

中医药作为中华古老文明的有机组成部分，在现代科学语境中，究竟有什么样的价值，能够为世界做出什么样的贡献，是被迫进入现代化与全球化进程的中国人不断追问的问题。屠呦呦发现青蒿素提示了中医药走向世界的一个方向。

附录二　体制内中医的名与实分析——名义上有中医，实质上没中医

在源于欧洲的近现代医学发展起来以后，在多数的国家和地区，传统医学体系被排除在主流医学研究与实践体制之外。常见情况是，源于古代哲学思辨与经验相混合的传统医学，在正规医疗体系之外，以补充、民间的方式存在。与世界多数国家或地区的古老医学的历史发展过程有所不同，在步入现代化进程中，虽然中医在中华文化圈内的国家和地区，同样经历了走出体制的过程，然而在中国大陆，中医却再次回归体制内，获得与现代医学一样地位。在比肩现代医学六十余年后，中医在体制内的实际情况又如何呢？

一、中医在体制内外转换的过程

（一）历史上体制内的中医

基于文献因素，今天已无法准确确定中医起源时间，但中医的大部分经典著作，如《黄帝内经》《金匮要略》《针灸甲乙经》《伤寒论》《神农本草经》等，至少可以证明中医理论与实践在汉代已相对成熟。

从中医在各朝代医疗卫生机构的地位和作用看，直至清朝灭亡，中医一直处于体制内，是政府医疗卫生部门的主体，历代宫廷几乎都设置医药机构。秦汉时期设置太医令，隋唐有太医署，宋为太医局，金称太医院，置提点为长官，明清相沿。

以清朝"太医院"为例，宫廷医药机构的职责有三：一是内设教习所教授学生，包括由医官保送的学生，有时也包括医官子弟、平民习医者。学习课程主要为《内经》《伤寒论》《金匮要略》《本草纲目》等，以及相关专科的医书。一般学制为三年，期满经考试合格录取者为医士，这一教学与选拔方式乃前朝旧例。二是承担统治阶层的医疗卫生保健任务。清朝初期分为十一科，后裁减为五科。具体还包括药物的保管、加工、制作、煎煮、试药等职责。三是国家卫生行政管理机构。诸如编辑出版医药书籍、药典、药方等，如清朝出版的《医宗金鉴》、宋朝

出版的《太平惠民和剂局方》等。

在古代完整的行政管理体系中，医学在各级地方行政体制中也占有一席之地。如清代的地方医学分府、州、县三级。府医学设正科，州医学设典科，县医学设训科，三者都有医士担任，分管地方医政、教习等事务。

（二）中医被排除体制之外

我国医学分中西医两类，西医即近现代西方医学。近现代西方医学传入中国之时，正是欧洲人利用军事优势征服全球之时。在这之前，西方近现代医学在其产生之地，早已取代古希腊、古罗马医学，成为欧洲大陆主流医学。在西方先进的科技文化面前，基于农业文明的世界各地传统知识和技术文化逐一受到冲击，其冲击的对象包括世界各国或地区的古代民族医学体系。在中国，自西医传入以来其作为一种新的医学科学体系，直接冲击传统医学的生存发展，展开了在全球其他地区同样发生的医学文化替代过程。其结果是西医进入国家医疗卫生行政体制之内，包括教育、研究、医院等，都得到政府的支持。反之各种传统医学则被从体制内清除出去。

如道光年间国家财政日益窘迫，加之管理不善，太医院各项教学、考试制度日趋废弛，教习厅亦不例外，致使"三十年不闻书声"[1]。同时期，西医逐渐从沿海沿江地区向全国各地扩散，并因知识准确性、技术优势逐渐获得国人的认同，成为国人就医的首选。

辛亥革命爆发后，清王朝瞬间瓦解，中国两千多年的封建专制制度结束，太医院也随之消亡，中医随之失去了体制的保障。

进入民国时期之后，中医进一步被排除在体制外。标志性事件有二，学者郎栋在其论文中对事件做了详细叙述[2]。

一是北洋政府时期的"漏列中医案"。1912 年 12 月，北洋政府教育部颁发《中华民国教育新法令》，中医药没有被列入大学的教育规程中，这就是"漏列中医案"。"漏列中医案"的出台及中医界在该议案请愿上的失败说明中医在制度上丧失生存的权利。新法令把中医排除在国家教育系统之外，意味着中医不再作为一个国家、民族传承和发展的对象。同样，中医的存在和发展也就不会再得到政府的支持和法律的保护，中医只能作为一种民间文化存在，中医被

---

① 黄旭. 清代太医院制度探究. 兰州：兰州大学，2009：37.
② 郎栋，严金海，黄毅. 从被质疑，被边缘化到被否定——近代中医衰落的历史轨迹. 医学与哲学，2011，（9）：70-71.

边缘化。

二是 1929 年国民政府卫生部长余云岫提出"废止中医案"。1929 年 2 月，南京国民政府召开第一届中央卫生工作会议，会议通过余云岫提出的全面取缔中医的"废止中医案"，引起了中医界的殊死反抗。虽然最后提议被搁置，使中医暂时摆脱了生存危机。但是从学术角度而言，中医却是彻底败给西医。面对西医对中医科学问题的抨击时，中医不得不用西医学的方法来解释自己，试图使人们认可自己也是"科学"的。由此可见：西医学思维和其所代表的实证方法已经支配医学界的各个领域，中医丧失了医学上的话语权。

在政府政策导向、西医冲击、中西医对峙等多因素影响下，到新中国成立前夕，散居在各地的约 50 万中医，绝大部分已无法继续开业。全国没有一所公立中医院校，没有具实力的学术研究机构，没有具规模的中医院，中医书籍出版尤其困难[①]。

（三）中医回归体制之内

新中国成立后，基于多因素的影响，中医自 20 世纪 50 年代再次进入国家医疗卫生体制内，建立起与西医几乎对等的、但又相对独立的中医体系。标志性事件是 1954 年卫生部成立中医司，并且由"中医泰斗"吕炳奎担任第一任司长。随后各省市的卫生行政部门也成立专门的中医管理机构。这是太医院被取消后，中医时隔四十多年后重新进入国家卫生行政体系，成为国家医疗卫生政策的制定者和执行者。

之后中医在国家卫生体制内逐渐建立相对完整的体系。一是建立国家级的中医研究院和各省市的中医研究所。二是允许中医进入大医院工作，改进中医进修工作，改变中西医互助学习方式。三是成立了专门的、成体系的中医医院。四是举办西医离职学习中医班，政府提倡中西医结合等。五是加强和完善对中药生产、供给、销售的管理。六是积极吸收中医参加中华医学会等现代学术组织。七是 1956 年在北京、上海、广州、成都成立四所首批高等中医学院，逐步建立专门的人才培养标准、教材体系、技术标准。八是承认中医师徒传承方式，发展中医带徒工作。随着这些工作的展开，中医尝试着建立独立于西医的整套行业标准，并成为一支名誉上能够与西医抗衡的传统医学力量。

---

① 王奚霞. 民国期间"中医"的没落. 四海钩沉，2010，（2）：37-40.

二、体制内中医的基本情况

（一）中医教育发展与现状

自 1956 年四所高等中医院校成立以来，中医高等教育快速发展。据统计"截止到 2009 年，全国共有高等中医院校 25 所，中医专科学校 9 所，总共培养博士毕业生 1035 人，硕士毕业生 7708 人，本科毕业生 40 942 人，专科毕业生 24 197 人"[①]。另外一组数据显示，"到 2010 年，我国有高等中医药院校 46 所，专任教师 21 807 人，在校学生 460 939 人，在校留学生 5860 人"[②]。

除中医院校外，部分西医院校、综合性院校都开设了中医药的专业教育。中医高等教育的另一贡献是招收外国留学生，将中医及其代表的文化推向世界。

在国立高等中医院校出现之前，中医的教育有两类：一是正规教育，局限于主要为皇室服务的太医院（署、局）等，数量有限；二是民间师带徒的培养方式，其规范性与质量缺乏有效制度保障。民国期间虽有民间人士创立中医学校，但是局势的动荡、政府的限制，使之培养的学生非常少。

中医教育体系经过数十年的发展基本形成。其标志有：一是教师队伍专业化。二是中医药人才培养规模化。从发展历史看，无论是院校数量、毕业生与在校生数量、毕业生层次等，自 20 世纪 50 年代以来的中医教育应该是历史上规模最大的时期。三是形成完整的学历体系，包括专科、本科、硕士研究生、博士研究生各个层次。四是专业设置形成体系。发展为覆盖中医基础、中医临床、文献、中西医结合、针灸推拿、养生康复、中医护理、中药、中药制药等相对完整的专业体系。五是中医教育管理规范化、制度化。各类中医院校，包括西医和综合性院校的中医专业，都有相对一致的教学计划、教学大纲、统编教材，并有全国性中医师执业考试标准。

目前中医高等教育的另一特点是不管课程所占比例的高低，所有学习中医的学生都得接受西医知识和技能的教育。从这点来说，院校毕业的中医已经不是纯粹的中医，其行医看病实际上是中西医并行。

---

① 王守东，侯西娟，陈淑娟等. 中美两国中医教育比较. 国际中医药，2012，（6）：490.
② 国家中医药管理局. 2010 年全国中医药统计摘编. http://www.satcm.gov.cn/1987-2010/全国中医药统计摘编/main. htm. [2012-05-09].

（二）中医管理机构发展现状

在医疗卫生管理体制中，中医有相对独立的管理机构。1954年，国家卫生部门设立中医司，现改名为国家中医药管理局（隶属于国家卫生和计划生育委员会），专门负责中医药事业的管理与发展。各级政府卫生行政部门都相应设置专门的中医管理机构。与历史上的政府卫生管理机构相比，当代中医药管理机构其体制与运行机制几乎完全借鉴西医的管理模式。其职责范围包括：依据国家卫生、药品的有关政策和法律法规，研究拟定中医、中药、中西医结合及其他民族医药的方针、政策和发展战略；组织起草有关法律、法规并监督执行等。在国家卫生行政部门设立中医药专门管理机构，改变了完全按照西医的行业标准管理中医的模式，为我国中医药事业的管理、监督、发展，发挥了独特的作用。

（三）中医研究机构发展与现状

1955年我国成立了国立的中医研究院。目前中国中医研究院是最高等级的中医科研机构，位于北京，是国家中医药管理局直属的集科研、医疗、教学为一体的综合性研究机构。目前多个省市也设立中医药研究所，或者其他少数民族医学研究机构，如藏医研究所。在政府支持下，我国中医药研究机构的基础建设得到了快速发展。至2008年与中医研究相关的科研经费达8.08亿元。目前全国形成了以省以上中医药科研、医疗机构、高等院校为主体，以现代医学机构、综合性大学、科研机构为辅的多学科参与的中医药科研队伍。截至2008年，全国独立的中医药科研院所有90个，中医专职科研队伍约有1.3万余人。科研机构包括三个层面，即部委属中医药科研机构、省属中医药科研机构、地市属中医科研机构，截止至2008年，其数目分别为10、48、32个[①]。

（四）中医医院的发展与运行现状

1. 中医医院的发展与现状

在我国大陆地区，医院或医院科室可简单分为中西医两类。中医院或中医科

---

① 蔡秋杰，罗卫芳. 中医药科研发展现状及思考. 中医药管理杂志，2011，（8）：729-731.

自新中国成立后逐渐得到发展。"十年内乱期间，中医药事业遭到严重的破坏，到后期全国中医院医院仅剩下 171 所。但十一届三中全会以来，党的中医政策得到了落实，过去被拆散的中医医疗机构陆续得到恢复。"① 自改革开放以来，中医院或中医科的建设历经三个阶段。第一阶段是中医院恢复重建阶段，时间为 1978 年至 1985 年；第二阶段是中医院迈进改革发展阶段，时间为 1986 年至 1996 年；第三阶段是中医院步入科学发展阶段，时间为 1997 年至今。目前在全国范围内基本建立了市县一级的中医医院，是城乡医药服务网络的有机部分。2010 年全国中医药统计数据得出：截止至 2010 年，全国共有中医医疗机构 36 763 个，占全国医疗机构的 3.92%；中医医疗机构拥有卫生技术人员 588 701 人，占全国卫生技术人员的 10.04%②。从《2012 年中国卫生统计提要》的数据得出：截止到 2011 年，中医医院数量达 2831 所，占医院总数的 12.88%；中医医院的卫生人员数占总人数的 13.24%，中医医院床位数占到医院总床位数的 12.88%③。

通过《2010 中国卫生统计年鉴》分析 60 年来我国各类医疗机构床位数的变化趋势，发现中医医院的床位数呈不断增长的趋势。其占卫生机构总床位的比例，从 1950 年的 0.084%上升到 2009 年的 8.73%；其占全部医院床位的比例，从 1950 年的 0.1%上升到 2009 年的 12.35%。在《2012 年中国卫生统计提要》中，2011 年医院分科床位数及构成表显示，中医科的床位数占总床位数的 13.7%，而在 2005 年仅是 12.9%④。可见中医床位规模在近几年还有所发展。

2. 中医医院的经济运行现状

但中医院总体运行情况不容乐观。《2009 年政府办医疗机构收入与支出》表显示政府对其创立的中医院设备购置、科研经费的投入远低于综合性医院。2009 年全国中医院的财政补助收入为 901 166（万元），综合医院为中医院的近 5 倍。同时从该表得出结论：首先，全国医院有 9526 所，中医医院 2216 所，占比例为 23.26%；其次，中医院的收入占全部医院收入的 12.16%；再次，中医院获政府财政补助收入为全部医院获财政补助收入的 14.22%；最后，中医院中中药的优势并不突出。

---

① 刘文武. 我国中医医疗机构的特色及其管理. 中医药管理杂志，2000，（3）：9-10.

② 国家中医药管理局. 2010 年全国中医药统计摘编[EB/OL]. http://www.satcm.gov.cn/1987-2010/全国中医药统计摘编/main.htm. [2012-05-09].

③ 中华人民共和国卫生部. 2012 年中国卫生统计提要[EB/OL]. http://wendu.baidu.com/view/7f620b57f01dc281e53af0c7.html. [2012-06-06].

④ 中华人民共和国卫生部. 2012 年中国卫生统计提要[EB/OL]. http://wendu.baidu.com/view/7f620b57f01dc281e53af0c7.html. [2012-06-06].

如在门诊收入中，西药收入与中药收入相差无几。全国中医院的住院收入中，西药收入为 1 691 066（万元），西药收入为中药收入的 5 倍多。在中医院收入中，药品收入占有重要地位，2009 年全国中医院药品收入为 4 127 110（万元），占全国中医院总收入的 45.5%[①]。

由以上可知，政府对中医医院的财政补贴相对较少，中医医院的总体效益并不高，在中医院收入中中药收入与西药收入还存在很大差距，西药处于优势。

3. 中医医院就医现状

《2008 年医疗机构分科门急诊人次及构成》[②]表中数据显示，中医科的门急诊人次占全部医院门急诊人次的 18.54%，可见中医科的受欢迎度并不高。从 1980 年到 2008 年，中医院诊疗人次的数量虽然呈增长趋势，但幅度不大。与综合医院相比，从 1980 年为综合医院的 9.57% 到 2008 年的 25.05%。在综合医院中中医科的门诊人次占总人次的比例从 1997 年的 8.89% 下降到 2008 年的 4.40%，可见大多患者在医院门诊上不会选择中医科，其发展态势并不乐观。

对 2011 年、2012 年中国卫生统计提要的数据分析，2010 年和 2011 年各类医院诊疗人次及入院人数构成表中，中医院 2010 年和 2011 年诊疗人次数占比例分别为 16.1%、16.0%，入院人数占比例分别为 12.3%、12.5%。在医院分科门急诊人次及构成表中，中医科在 2009 年、2010 年、2011 年分别为 18.8%、19.1%、19.1%[③]。

4. 中药产业发展与现状

我国存在中、西医学的另一直接后果是药物相应分为中药和西药两类。据中国医药统计年报统计，2006 年以来我国中药产业的工业生产规模一直保持着 20% 左右的增长。2012 年前三季度中药产业实现工业总产值 3573.5 亿元，同比增长 17.95%。其利润总额的增长速度也非常快，2012 年前三季度中药产业实现利润总额 436.9 亿元，同比增长 52.6%。另外我国中药产业行业集中度不断提高，截止 2011 年末，我国共有中药产业企业 2010 家，占全国医药工业企业（6440 家）31.2%[④]。相较中药产业的发展，中国西药产业发展具有许多优势，而且早已走在中药产业的前头。中国医药进出口商会根据中国海关的有关数据得出，

① 中华人民共和国卫生部. 2010 年中国卫生统计年鉴. 北京：中华人民共和国卫生部，2010：95-96.

② 中华人民共和国卫生部. 2009 年中国卫生统计年鉴. 北京：中华人民共和国卫生部，2009：110-111.

③ 中华人民共和国卫生部. 2011 年中国卫生统计提要. http://wendu.baidu.com/view/93884c14cc7931b765 ce15f3.html. [2012-02-16].

④ 陆铭. 我国中药产业的发展现状及趋势. 中国医药工业杂志，2013，（2）：214-215.

2009 年我国西药类商品进出口总额达到 32 793 亿美元，同比增长 8.03%，出口额为 192.03 美元，同比稍降 0.8%，进口额为 135.9 亿美元，同比增长 23.59%美元[①]。可见中国的西药产业发展非常迅速，在国际市场上占有一席之地，且各方面都已超过中药产业的发展。

总之，我国中药产业通过产业升级，国际竞争力有提升，但其发展也面临挑战。首先，来自其他国家中药产业的竞争激烈，例如，日韩是我国竞争国际中药市场的主要对手。其次是来自西药产业的竞争。西方现代医学理论体系的优点同样体现在西药上，西药比中药更具有广阔的市场需求。最后，来自自身的挑战。比如药品质量的下降，产业结构不合理等。

三、一个综合性大医院中医科个案调查及其数据

（一）调查依据与目的

按照卫生部国家中医药管理局 2009 年制定的《综合医院中医临床科室基本标准》的相关规定，综合医院中医病床数不低于医院标准床位数的 5%。具备一定规模的医院，可根据实际需要设立独立病区。三级医院门诊开设中医专业不少于 3 个，二级医院不少于 2 个。

为了解中医在体制内的真实情况，了解目前中医药临床使用的现状，本书作者选择了某个三级甲等医院的中医科，调查其三个月时间段内住院患者中西医诊断与治疗的基本资料，进行相应的数据处理，以了解中医治疗的现状。本调查着重了解目前中医科收治患者的病种、采用的中西医治疗方法、中西医治疗费用等基本情况。

在本调查实施期间，该医院共有病床 1806 张，其中中医科有病床 50 张，中医病床所占比例为 2.76%。该数字虽未达到 2009 年卫生部的规定标准。但从床位数而言，以该科住院患者作为中医药临床应用，具有一定的代表性。

（二）对象与方法

（1）研究对象：某大型三甲医院住院患者。

（2）方法：收集某大型三甲医院 2009 年 5～7 月份这三个月的全部住院患者

---

①. 杨艳. 中国西药进出口经济发展前景分析与规划. 中国当代医药，2012，（33）：137.

病历，记录患者资料共 167 人，对住院患者疾病中西医诊断分类、中西医治疗方法、药物及其费用比例等进行描述性分析。

（3）疾病界定标准：患者西医诊断均按照患者出院时首页填写的诊断进行记录，其疾病诊断标准采用的是 ICD-10（International Classification of Diseases，ICD）。患者中医诊断同样记录其出院首页填写的诊断结论。

（4）西医治疗标准：参照人民卫生出版社出版的由王吉耀主编的《内科学》（2005 年 8 月出版，供 8 年制及 7 年制临床医学等专业用）及陈孝平主编的《外科学》（2005 年 8 月出版，供 8 年制及 7 年制临床医学等专业用）。

（三）调查结果

1. 患者疾病资料

167 名患者中女性占 55.09%，男性占 44.91%，患者的最大年龄是 89 岁，最小年龄是 14 岁，平均年龄为 51.16 岁。

2. 疾病分类

167 名患者中呼吸系统疾病 16 例，占 9.58%；泌尿系统疾病 13 例，占 7.78%；心血管系统疾病 12 例，占 7.19%；消化系统疾病 18 例，占 10.78%；血液和造血系统疾病 9 例，占 5.39%；内分泌和代谢疾病 16 例，占 9.58%；风湿性疾病 52 例，占 31.14%；颈腰椎退行性疾病 10 例，占 5.97%；妇科疾病 1 例，占 0.60%；传染科疾病 4 例，占 2.40%；耳鼻喉科疾病 3 例，占 1.80%；口腔科疾病 2 例，占 1.20%；神经精神系统疾病 11 例，占 6.59%。

3. 治疗情况

（1）167 名患者中未采用中医疗法（包括中药和其他中药疗法）共 20 人，占总人数的 11.98%。

（2）147 名采用中医治疗的患者中有 20 名患者转科或者自动出院，占总人数的 11.98%，占采用中医治疗患者人数的 13.61%。

（3）147 名采用中医治疗的患者中有 11 名患者为从其他科室转入，10 名患者转出。全程在中医科住院的患者有 126 人。其中中药治疗占治疗费用最少的为 0.06%，该患者西药治疗费用占总费用的 96.90%；中药费用占总费用最高的为 11.24%，该患者西药治疗费用占总费用 31.01%；西药治疗占总费用最少的为

8.41%，该患者中药治疗占总费用 5.46%；西药治疗费用占总费用最高的为 96.90%，该患者中药治疗占治疗费为 0.06%。

（4）147 名采用中医治疗的患者中有 29 人是完全按照专科会诊意见采用西医方法治疗，占采用中医治疗患者人数的 19.72%。其余患者参照人民卫生出版社出版的由王吉耀主编的《内科学》及陈孝平主编的《外科学》，均采用了疾病的西医标准治疗方法。

（5）147 名采用中医治疗的患者中有 16 名患者采用了非中药疗法的其他中医治疗方法，例如，针灸、中药封包治疗，中药熏药治疗等，其比例为 10.88%。

（6）在所有无转科的住院患者中住院时间最短的是 3 天，住院时间最长的是 120 天。

（7）147 名采用中医治疗的患者中，所用的中医治疗，其中药使用包括对症的中药煎剂、参脉注射液、对症的片剂等。

（四）讨论

在中医科入院的患者中，本调查发现男女住院比例无明显差别，年龄从 14～89 岁，遍布成年人的各个阶段。这一点与西医没有显著差别。

按照年龄分科是中医的传统。所调查医院中医科没有设儿科病房，所以没有 13 岁以下的儿童病例。

在大型综合医院中都设立了中医科，但是通过本调查发现，在所调查的中医科接受治疗的住院患者，其住院期间接受的治疗手段仍然是以西医疗法为主，特别是一些危重患者，只能采用西医治疗。其直接证据是西医治疗费用都超过中医治疗费用。间接证据是西医的治疗都有按照规范实施，但中医治疗的具体方法中，采用中成药的比例高，缺乏针对性。

在该调查所涵盖的患者中，从西医的角度看，虽涉及各系统的各类疾病，但从最简单的基本分类看，全部住院患者都不是危急重症患者，而是各类慢性迁延性疾病，如风湿性疾病就占患者总人数的 31.14%。该类疾病的特点是在西医治疗上并无特效药，只能是对症治疗。

四、结语

如果这种现象在中医科或中医院具有普遍性，那么可以得出一个结论：在我国的正式卫生体制内，存在着"名义上有中医，实际上没中医"的现实。这一判断有两层含义。第一，中医在解决人类疾病方面，实际上处于边缘地位，不是与西医平起平坐的、维护公众健康的主力军。第二，以中医身份行医的所谓中医，在实际解除患者疾病痛苦的过程中，主要应用西医的知识与技术。当然这个结论的得出，还必须有更大规模的调查，在大样本的基础上，将中医院或中医科收治的患者，与西医院收治的患者，中西医治疗情况进行统计学处理。

从这个角度看，就是在给予中医合法地位的中国大陆，中医治疗在当代整个医学活动中只是辅助角色。

总之，自古至今，在中医学漫长的发展历史上，作为主流医学长期存在。及至近代，由于西方医学的进入，其主流医学地位受到严峻挑战，虽历经坎坷，但它仍能生存下来，这表明，中医学仍有为人民健康服务的价值和社会基础。特别是近 60 年来，由于国家实行中西医并行的国家卫生政策，为中医的发展提供了制度保障。在目前我国卫生事业蓬勃发展的大背景下，中医如何稳固和提高自己的地位，是中医药专业人士需要思考的问题。中医界要改变中医这种"名存实亡"的尴尬局面，才是目前首先应该解决的问题，这将是一件非常繁重且漫长的工作。